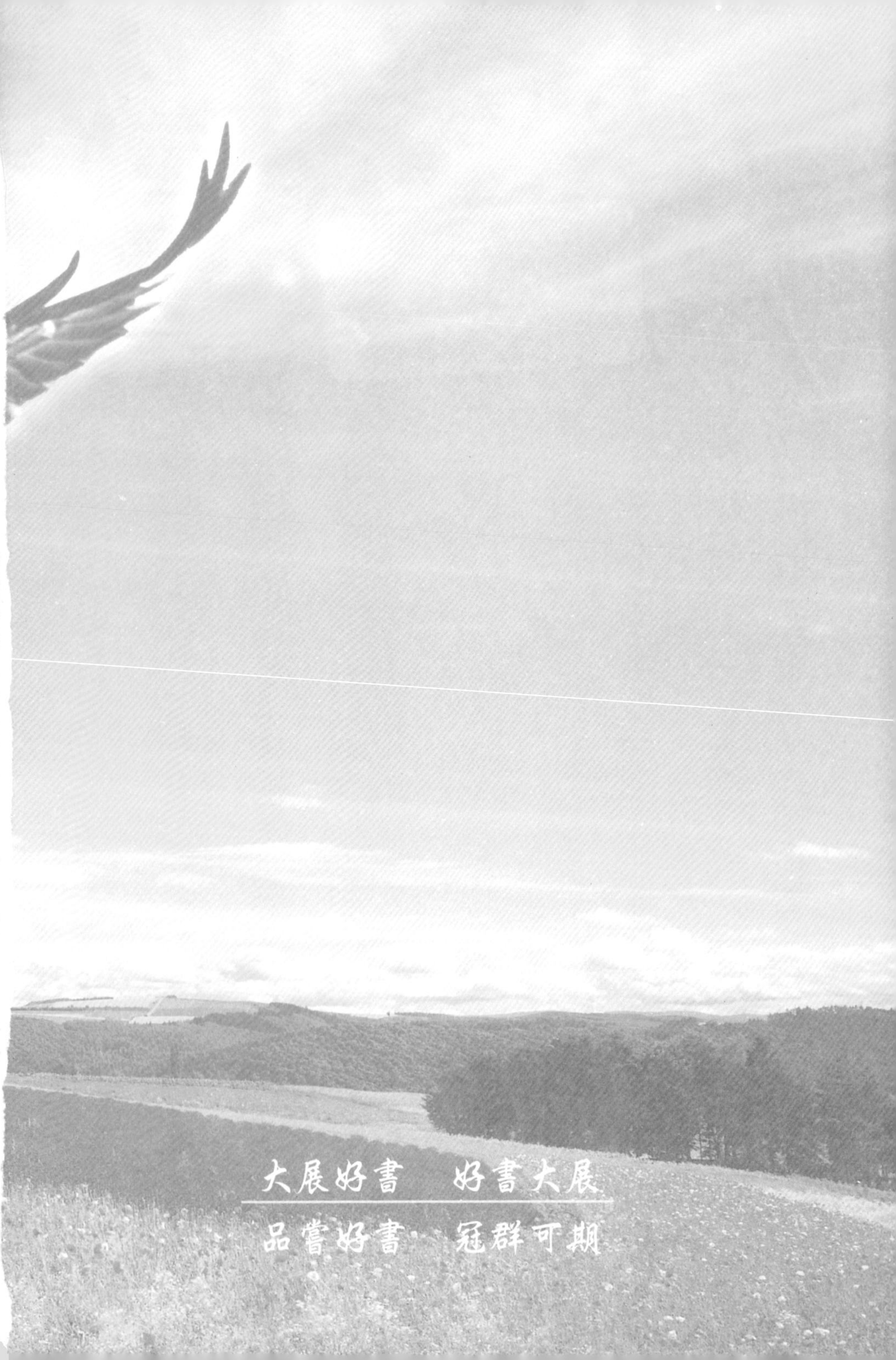
大展好書　好書大展
品嘗好書　冠群可期

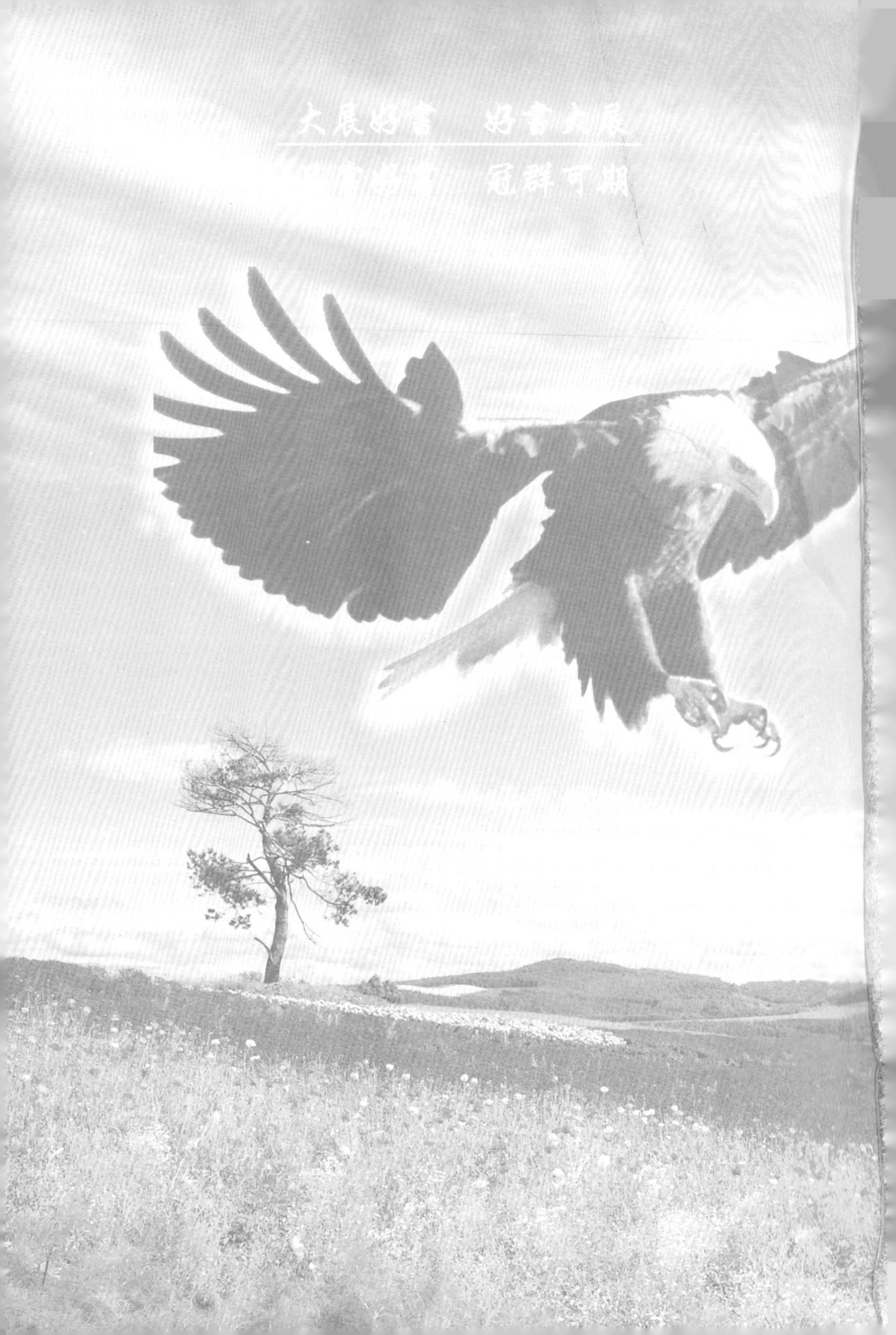
大展好書　好書大展
冠群可期

子宮肌瘤

是否割除？需做謹慎的選擇

值得信賴的
女醫師系列
2

東京女子醫科大學附屬
第二醫院婦產科教授
黑島淳子／著
陳維湘／譯

品冠文化出版社

■作者專訪■

必須慎重考慮是否割掉的子宮肌瘤

●——因為何種關鍵而成為婦產科醫師呢？

我是在一九三七年出生於日本長野縣佐久町。佐久，是一個可以看到淺間山，而且有千曲川流過的地方，島崎藤村的「千曲川旅情之歌」，相信大家都耳熟能詳。孩提時代的我，經常在這個河中游泳。

我的出生地居住了很多井出一族的親戚，而我的父親是婦產科醫師，經營井出醫院並擔任町長。

我在五個兄弟姐妹當中排行第二，當時父母非常疼我，認為我雖然是女孩，還是應該要好好從事學問，並且擁有職業。因此，我進入當時只有一成女孩的男孩學校——野澤北高校。

我會想成為醫師，可能是家庭環境的關係。父親所經營的醫院在信州鄉下，所以經常會有「治療費是蔬菜或米」的情形發生。即使如此，父親仍舊是極盡誠意的對待每一個患者。看到父親的樣子，很自然的就決定我今後該走的路。於是，在我家，姐姐和我是婦產科醫師，而比較大的弟弟是內科醫師。

我會選擇東京女子醫大，是因為頭一位得到醫師執照的女性竹內茂代，同樣也出生於佐久。而且，她是女子醫大的畢業生，再加上姐姐先前也進入女子醫大就讀，讓我燃起了繼承偉大前輩腳步的希望……。

至於我會希望擔任婦產科醫師，則是受到父親和姐姐的影響。對醫師而言，能夠面對新生命誕生的那一瞬間，也是一種福氣。此外，如果能夠藉著自己的手術，而治好那些同樣是女性，卻因婦科疾病而感到煩惱的人，會令我感到非常高興，因此，便不由得產生了一種使命感。

●——能夠兼顧養育孩子同時擔任醫師的秘訣為何？

二十五歲時，嫁給了大我六歲的婦產科醫師黑島，之後生下二男一女。每天都搞得天翻地覆的，最後連教授都罵我說：「夫妻都是婦產科醫師，怎麼不進行家庭計劃呢？」

不過，由於丈夫的母親也是女醫師，所以，他很了解女性擁有工作的煩惱。因此，當我因為育兒工作而打算放棄工作時，他就會不斷的幫助我、鼓勵我，盡量早點回來幫忙做家事，晚上會輪流餵奶，甚至還會去參加學校的母姐會。這在當時，很少有男性會這麼做，所以我算是很幸運的人。

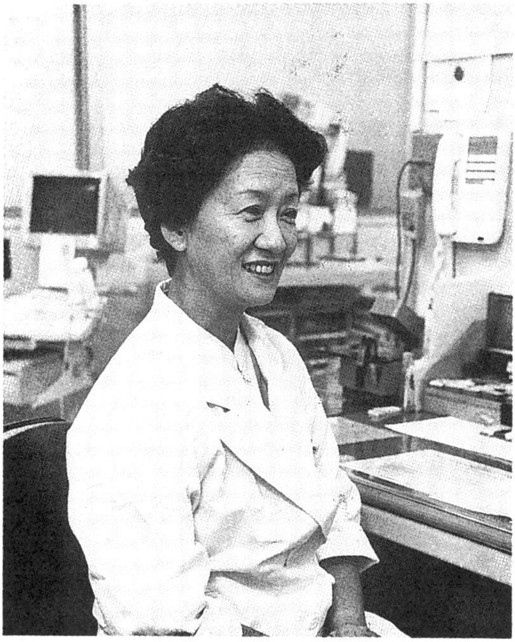

孩子生病的時候最讓我感到困擾，因為有時請不到佣人，只好將孩子帶到工作的地方，讓他在我身邊睡覺。不過，也由於醫院裡有小兒科醫師，就可以立刻得到藥物，而我也就能夠安心。如果我進行手術，則由護士照顧孩子。

因為得到母親及周遭眾人許多的幫助，才能夠渡過難關。現在長男和長女也是醫師，而且長女同樣也選擇當婦產科醫師。

在醫療現場的座右銘為何？

由於小時候看到父親的態度，因此，我認為必須真心誠意的對待每一位患者。

此外，因為婦產科面對的都同樣是女性，所以我希望在和患者及其家人談話時，都能夠保持輕鬆的心情。而且，現在婦產科的診療已經形成從青春期到性成熟期、懷孕、生產，乃至更年期、老年期一貫的形態。所以，我希望能夠發揮女性醫師的優點，並成為患者終生信賴的主治醫師。

對於正在治療子宮肌瘤的患者有何建議呢？

子宮肌瘤是每五位成人女性就有一位會罹患的普遍疾病，並不是非常危險，所以不須要害怕。不過，最後是否要動手術，則需經過謹慎的觀察再做決定。由於這是需要長期管理的疾病，所以要和醫師長期保持連繫，當然找到一位值得信賴的醫師，也是很重要的。

事實上，有許多醫師會建議患者動手術或利用荷爾蒙進行治療，這使得患者們不知該如何是好，於是便來找我商量。

正因為關於子宮肌瘤的情報很多，甚至包括了口耳相傳在內，反而使得患者產生混亂。因此，我希望能夠藉著這本書，讓大眾得到正確的知識，如果真的能夠達成理想，這將是我無上的光榮。

目錄

第一章　罹患子宮肌瘤會有一些痛苦的症狀

第二章　子宮肌瘤是何種疾病

第三章　各種子宮肌瘤

第四章　子宮肌瘤的檢查與診斷

第五章　子宮肌瘤的治療法大致分為三種

第六章　要充分了解之後才能夠接受治療

第七章　從出院之後到回歸正常的生活為止

體驗者座談會

曾動過子宮肌瘤手術而現在恢復了元氣

●高橋聖子（56歲）主婦（進行子宮肌瘤手術時46歲）
●松本章子（56歲）主婦（進行子宮肌瘤手術時46歲）
●篠崎典子（46歲）公司職員（進行此手術時為45歲）

發現子宮肌瘤的關鍵

——高橋女士和松本女士都是在十年前進行子宮肌瘤的手術，並且由黑島醫師操刀，你們是在同一時期住院的嗎？

高橋　是的，當時因住院而成為好朋友，而且還加入黑島先生的「黑美會」，現在大家都相處得很好。

——請回憶一下，當時得了子宮肌瘤有很多痛苦的症狀嗎……？高橋女士妳有哪些症狀呢？

高橋　我在四十五歲時出現了不正常出血現象。原本生理期應該結束了，但是持續一週卻還有類似生理的出血。雖然只是少量出血，然而一直持續著，而且覺得身體倦怠、腰痛……。於是到附近的婦產科去就診。

診斷結果是「停經前的月經不順」，所以就只給我五天份的止血劑。然而就算服用藥物，出血的狀況還是無法停止。

——那時有沒有進行子宮癌或肌瘤的檢查呢？

高橋　有，癌症檢查無異常，而肌瘤方面則說：「不清楚，也許有小的肌瘤吧！」可是，我還是很擔心持續出血的情況，所以便到東京女子醫大的附屬醫院去檢查。

經由內診和超音波檢查之後，立刻發現是子宮肌瘤，而且不正常出血也是因為肌瘤而產生的。我因為月經過多，以至於貧血情形非常嚴重，因而造成身體倦怠、無氣力感。此外，當時也發現了子宮腺肌症（內性子宮內膜症），而且很久以前就有子宮後屈的現象。

當時的主治醫師是黑島醫師，當然手術的操刀以及日後照顧，乃至於今天，都是得到他的幫助。

——松本女士的症狀如何呢？

松本　因為我完全沒有症狀，所以聽到這消息，好像晴天霹靂一樣……。

我每年都會接受婦科檢查，但是醫生從未提過我有肌瘤。直到四十六歲時的檢診，醫生突然說：「松本女士，妳的肌瘤變大了。」當時我還誤以為是懷孕了。

雖然醫生說這只是子宮肌瘤，但是我還是不敢相信，而且根本沒有預料到還要動手術，這對我來說，真的是一大打擊。所以，第二天在妹妹陪同之下，到第二個大學醫院再檢查，可是我還是不相信，於是到東京女子醫大接受檢查。

不管在哪兒，診斷的結果都是同樣的。而且每當生理期來時，肌瘤就逐漸增大。因此，每個醫院都建議我要動手術。

——沒有任何症狀卻要動手術……，妳是不是這樣想呢？

松本　當然囉，所以我才在各家醫院檢查。不過這種方式反而很好，因為在較大的醫院得到同樣的結果，自己也較能接受這個事實……。

雖然我不太了解，不過後來聽說信賴黑島醫師的人很多，甚至還有來自遠方的患者，而我只是在偶然的初診之下巧遇醫師，這令我感到非常幸運。因此，我便決定在女子醫大動手術。

沒想到竟然有八十個人在等著動手術，而我因為是良性腫瘤，所以有充分的時間考慮。但是我希望早點動手術，所以打了好幾次電話到醫院，結果正好有人的手術取消，我才能夠動手術。

——篠崎女士不是由黑島醫師操刀，而是在去年由其他醫院動手術。最初的狀態如何呢？

篠崎　我在公司的定期檢查，每一次都有將近14g／dℓ的血紅蛋白質，對於自己有這麼濃的血液，感到非常驕傲。但在一九八八年，三十八歲時檢查，突然減少為11g／dℓ。醫生說：「原因不明的貧血，疑似肌瘤。」因此，趕緊到在子宮肌瘤治療方面深獲好評的某家醫院去。

當時認為肌瘤沒什麼要緊，反而覺得卵巢腫脹，疑似卵巢癌，所以在那兒檢查非常辛苦，所幸並非事實。

由於最初擔心的不是肌瘤而是卵巢，因此每隔三～六個月就要定期接受檢查，而且每一次都要接受超音波檢查，直到後來肌瘤逐漸增大，並且已經有三個大的肌瘤。

同時，月經出血量也逐漸增多，並且從一九九二年開始，因為過多月經的症狀而感到煩惱。

——可不可以稍微談談過多月經的情形。

篠崎　我最嚴重的情形只有一天。當時即使是在白天，也要使用夜用型的衛生棉，而且每隔一小時就要更換，一站起來就會大量出血。如此一來，在公司工作都沒有辦法安心，而且即使帶了一大堆的衛生棉也不夠用。甚至在上廁所時用力敲打肚子，血塊就會流出，因此又要更換新的衛生棉。

——有沒有經痛呢？

篠崎　完全沒有，也沒有腰痛，只是出血量很多而已。

——有沒有血紅蛋白質下降或出現貧血的症狀呢？

篠崎　醫院開了鐵劑讓我服用，也許是我的血液原本就比較濃吧！所以，血紅蛋白質一直保持在最低11ｇ／dℓ的程度，並沒有貧血的症狀。

雖然工作起來非常吃重，但是還是可以完成。在休閒的時候，就去爬山或者是打打喜歡的網球……。由於這種程度的貧血可以靠著食物補充鐵質，因此就拼命吃含鐵質較多的肝臟、肉類、大豆、菠菜、羊栖菜等。

高橋　我非常了解過多月經的痛苦，我的出血量也很多，而且生理痛很嚴重。通常在月經剛開始時，大約必須躺在床上兩天左右。此外，貧血也非常嚴重，血紅蛋白質為7～8g／dℓ，身體倦怠，做什麼事都沒有力氣。

決定接受子宮肌瘤手術的原因

——高橋女士決定接受手術的理由是什麼？

高橋　最初去的醫院只說肌瘤很小，在停經之前要觀察情況，沒什麼關係。可是黑島醫師則說：「因為妳的子宮後屈很嚴重，雖然停經之後子宮肌瘤會縮小，但是腰會疼痛，最好下定決心動手術。」更何況我的情況除了肌瘤外，還擔心子宮內膜症，結果還是對於黑島醫師的信賴戰勝一切。再加上親友前年動過肌瘤手術，她說：「會變得比較輕鬆，很好喔！」因為她不斷的鼓勵我，更加強我的決心。

實際剖腹之後，才發現我的子宮非常僵硬，在周圍有三個軟的囊瘤，而且搓破之後，膿都噴出來了。因為子宮後屈的緣故，每月的經血都積存在背部和子宮之間，形成囊瘤，這使得變成癌的可能性增加了，所以醫師說動手術是非常正確的決定。

——篠崎女士是如何下定決心動手術的呢？

篠崎　因為醫師一直嚇我啊！（笑）她說：「放任不管的話，腎臟會不好喔！而且腸會黏連，對心臟也不好，整個身體都會出現障礙喔！」但是，我只是月經出血較多，並沒有在生活上造成任何妨礙，所以很難下定決心。

——肌瘤後來變大了嗎？

篠崎　到了一九九四年一月，變成好像葡萄柚一般大，而且因為我很瘦，只要躺下來就能摸到硬的肌瘤，況且有三個，這讓我覺得不能再放任不管了。

但是，醫師卻沒有進行任何說明或徵求我的同意，只是對護士說：「護士，趕快安排給她動手術。」因為我不希望在這樣的醫院動手術，所以調查了許多醫院，可是由於有工作，沒有時間在較遠的醫院就診……。

結果就拼命的找尋醫院，可是肌瘤成長也非常快速，最後較大的肌瘤直徑都已經變成12公分大。這時，就連醫師都不再問我以後要不要動手術，而是直接拿出手術同意書對我說：「請妳的丈夫簽字。」

——松本女士，當妳決定動手術時，家人的想法如何呢？

松本　雖說是肌瘤，但是自己和家人都很擔心是不是癌症。所以，在切除並等待細胞檢查結果的那十天裡，丈夫和我都感到非常不安。直到在同一個房間裡聽到醫師說明其實是肉瘤之後，兩人才鬆了一口氣。

關於手術的說明及同意

——篠崎女士認為前次的住院前說明以及同意不夠，那麼黑島醫師是怎麼說的呢？

松本　醫師對於自己的診斷及手術都深具自信，因此便好好的對我說明。由於我動的是全子宮切除手術，所以我經常會找她商量並詢問她：「妳會怎麼做呢？」而她會對我說：「如果留下子宮的話，可能就要擔心子宮癌的問題，不過既然不需要再生孩子了，最好還是拿掉比較好。」或者說：「因為附近有肌瘤，所以還是拿掉左卵巢比較好。但是如果真的很想留下的話，還是可以留下來，只要有一個卵巢就能充分發揮機能。」她非常詳細的對我說明卵巢的功能，並且等我同意後，才安排手術。

——這麼說來，醫師事前有充分的說明，並且得到妳的同意囉！篠崎女士住院後的情形如何呢？

篠崎　住院之後，雖然門診的主治醫師變了，但是他也懇切的對我仔細說明，一邊看圖，一邊用連外行人都能了解的話語向我解釋。而關於卵巢方面則對我說明：「我會盡量努力保留下來。但是就算拿掉兩邊卵巢，現在利用女性荷爾蒙療法等各種處理法都不錯，所以也不用太擔心。」

會因肌瘤狀態的不同而有不同的手術方式

——大家的手術是用哪一種方式進行的呢？

高橋　開刀之後發現子宮與左卵巢黏連，使得手術比原先預料的更辛苦。最初認為不需要輸血，結果還是輸血了。而後來為了檢查肝炎，到現在都還要接受定期檢診。

雖然我留下兩邊卵巢，不過子宮已完全切除。我是從肚臍往下縱切，而松本女士則是橫切。我們都看過大家的傷口，所以非常了解。（笑）

松本 是啊！八個人當中只有我是橫切，這已經是十年前的事情了。或許我是被當成實驗品，而成為橫切手術法的先驅吧！

——松本女士是什麼樣的肌瘤呢？

松本 我是在外側有很大的肌瘤，因此沒有症狀，也沒有經痛或過多月經的現象。至於手術則是之前曾經說過的全子宮切除術，也拿掉了一邊卵巢。

篠崎 原本以為我會有很大的卵巢，開刀之後才發現其實兩邊都很正常。事實上，腫大的是輸卵管。因為輸卵管水腫，使得原本細小的輸卵管腫脹如香蕉狀，所以兩邊的輸卵管都拿掉了，然後進行全子宮切除術。可是仍然有一邊的卵巢水腫黏連，所以連右卵巢也切除了。

不過，由於我的三個大肌瘤壓迫到子宮，造成子宮壁與骨盆黏連，因而引起發炎，所以要拿掉非常辛苦。

——不過，聽說篠崎女士動手術的時間非常快嘛！

篠崎　這就是我去的那家醫院的特徵。因為手術的時間很短，出血很少，不需要輸血；而且麻醉用量也很少，所以立刻就會清醒，也不會消耗患者的體力，有很多優點。因此，我的手術只進行三十分鐘。

高橋　經過了十年，手術法也非常進步了。不過在手術後，肚子就好像放了個沙袋，身體無法動彈，再加上腰痛，所以覺得很痛苦。

——麻醉清醒之後非常痛嗎？

松本　我真的覺得很痛，好幾次都要求護士給我止痛，甚至已經痛到藥物都無法止痛了。

篠崎　其實我的表面傷口並不太痛，但是手術後，腹部內的腸就好像蛇一樣的扭曲，而因為這個壓迫，使得腹部內的傷口疼痛。但是卻也因為腸能快速的蠕動，所以當天就排氣了。

——大家的傷口都很漂亮嗎？

高橋　我們在手術之後經常看對方的傷口，發現如果是屬於瘢痕體質的人，傷口的範圍比較大。

松本　現在出去旅行等，大家都會看到傷口。但我因為是橫切的關係，所以並不明顯。當然腹部的兩層肥肉也能夠隱藏傷口。（笑）

篠崎　像我就是瘢痕體質。我的傷口是由正中央切開，寬度一公分左右，看起來就好像蚯蚓一樣隆起。因為是去年才動的手術，所以這也是無可奈何之事，不過我還是很想向醫師抱怨。

——現在可以利用整形外科等，將傷口處理得更漂亮……。

篠崎　是啊！但是這種瘢痕體質的人，手術後所形成的傷口還是會造成隆起。

高橋　沒關係，經過十年後就不明顯了。像我的就已經逐漸變淡，只剩下一條。而且，接縫的痕跡在二～三年內就會消失。

對於手術後心靈及身體的復原不可以焦躁

——大家有沒有出現更年期症狀呢？

松本　雖然很擔心，但是可能是因為留下卵巢的緣故，並沒有任何症狀出現。而且醫師也為了謹慎起見給我藥物，但是我並沒有服用。

高橋　我因為拿掉子宮，容易得膀胱炎，因此服用漢方藥。不過，當朋友有更年期焦躁不安的煩惱時，我卻反而變得很有元氣。

——現在還進行檢診嗎？

松本　是的。因為留下卵巢，所以會自動自發的進行卵巢癌的檢診。事實上，檢診只是藉口，主要是去看看醫師和「黑美會」的同伴們。

高橋　藉由內診能夠發現卵巢的醫師並不多，但是我相信黑島醫師一定能夠發現。

篠崎　我在六月之前，定期接受檢診，但是後來因為無異狀，醫師也說：「不用再來了。」

——請問手術之後的性行為有沒有變化呢？

高橋　我在出院二個月之後，參加黑美會的忘年會。當時就一直問：「到底有沒有做？」因為在出院時，醫師就曾說：「三個月後再做」。本來很擔心，心想：「會不會太快了。」結果根本沒有這方面的顧慮。

——最初剛開始的時候，會不會感到不安呢？

松本　當然會囉！還是會害怕的。

高橋　黑島醫師說：「陰道和以前一樣，所以情形會和以前一樣，不用擔心。」我把這些話告訴我的丈夫。因為丈夫是很體貼的人，所以，在手術前後有關性行為的事情，他從來沒有開口問過。他認為這對於動過大手術的我而言，是非常失禮的事情。

至於我的變化則是很自然的，並沒有太多性方面的要求。

松本　我之前很害怕懷孕的問題，因為已有三個孩子，且曾動過二次的墮胎手術，所以很排斥。不過，現在已經不用擔心，因此感到很高興。

我的丈夫和高橋的丈夫相同，十年來，從不問我動手術之後，有沒有改變。不過，我知道他比以前更體貼我了。

——大家都嫁了好丈夫。所以，聽說手術後會產生許多夫妻問題，應該都是謠傳吧！

高橋　當然因人而異，各有不同囉！不過，很多人的實際感覺就是「沒什麼改變」。而且，雖然最初一年會感到害怕，但是現在幾乎已經忘記手術的存在。

篠崎　由於幫我動手術的醫院採用陰道上方不閉合的方法，保持開放式，因此要等開放的傷口自然復原。其實我擔心的不是性行為，而是有一陣子不能騎自行車了。（笑）

——身體的復原情況很順利嗎？

高橋　手術後一年左右，不能拿重物，而且容易疲倦。因為很怕彎曲身體，所以很難去清掃浴缸，使用吸塵器也很辛苦……。

篠崎　有的家事可以做，有的不能做。像我對於拿重物或用力刷洗浴缸等腹部需要用力的事情，都感到很害怕。但是，對於站在廚房做菜做飯，已經比較快了。

松本　我在醫院的時候，就已經在腳上綁著沙包，進行肌力訓練。而且回家之後也一直持續著，因此腹肌的復原較快。

老實說，我對於疾病或手術，並不具有免疫力，我真的是很害怕。因此住院天數一個月，在出院後的一個月內也都還穿著睡衣，什麼事都不能做。所以，那時什麼事都拜託丈夫或孩子做，真像病人一樣。（笑）

——真是幸福的太太啊！（笑）

雖然恢復體力，但是有沒有精神上的喪失感啊？

高橋　完全沒有。像過多月經、經痛、腰痛、倦怠、無力感等通通都消失了，反而覺得很快樂。甚至連宿疾的頭重毛病都治好了。

在醫院交到很多朋友，有時還偷偷瞞著醫師和護士們參加宴會，真的很快樂……。

松本　其實我也沒有喪失感，但是當親戚的男性開玩笑的對我說：「妳已經不是女人囉！」就在這時我才會沈痛的感覺到：「啊！我沒有子宮了。」

在我們六姊妹當中，有四個動過子宮肌瘤的手術，然而我們互相支持，而且丈夫的體貼是最好的良方。

篠崎　我自從沒有過多月經的現象出現後，就非常的快樂。因為以往的旅行時都要在行李箱塞滿堆積如山的衛生棉，真的很不方便。而且在手術後過了四個月，到十月的檢診時，血紅蛋白質已恢復到14・5g／dℓ。沒有月經，真的太棒了！

高橋　黑島醫師對我說：「拿掉子宮可能會發胖喔！」也許是因為沒

有什麼身心的煩惱，我出院後一年，便胖了五公斤。

篠崎　我在手術前是星期一到星期五工作，星期六則打網球或爬爬山。我希望早點恢復原來生活的步調，因為若無法隨心所欲，在心中就會吶喊著：「不應該會這樣，不應該會這樣的。」而感到非常焦躁。由於不習慣休息，反而造成壓力的積存……。

感謝家人的協助

高橋　我和丈夫的父母同住。因為子宮後屈，曾流產三次，辛辛苦苦生下兩個孩子。而家人們都很體貼我、照顧我，並且對我說，不好的東西儘早拿掉，比較輕鬆。

松本　我們家中真正害怕的只有我一個人而已，大家都認為只是盲腸程度的簡單問題。我最小的孩子現在已經是社會人了，但是當時連還是小學生的他都會背著背包，從自宅目黑到尾久來看我，而且住在醫院附近的妹妹也一直照顧我。

篠崎　我在住院時，就讀高三的女兒會照顧弟弟。因為丈夫很忙碌且經常出差，所以幾乎都是兩個孩子互相照顧，至於每天的家事則交給佣人去做。出院之後，娘家的母親也會幫我。一週後，我已經能做些輕鬆的家事，對於比較吃重的工作才交給佣人去做。

從習慣駕駛到逐漸恢復工作

——篠崎女士恢復工作的情況如何？

篠崎　我是在一九九四年六月二十七日動手術的，八月就可以到公司去了。最初一週，只有下午到公司去，但是光是站著就覺得很疲累，所以總是在回家之後就會倒在沙發上。等到整天都要上班的時候，早上丈夫會用車子載我到車站，晚上則搭計程車回家。工作一個月之後，因為經常加班，常會感覺全身力氣耗盡，並且累得不得了。直到過了四~五個月之後，終於能夠恢復普通的工作水準了。

高橋　在這一方面，如果是家庭主婦感覺到累，隨時都可以躺下來休息。總之，躺下來休息是很重要的。

松本　我先前已經說過了，因為我穿著睡衣就好像病人一樣（笑），所以我有得到足夠的休養。

給對子宮肌瘤手術感到迷惘者的建議

高橋　我想大家都希望不要割掉，但是我想說的是：「割掉以後，反而比較輕鬆，並不會感到煩惱。」

篠崎　我想說的則是：「手術後要忍耐半年，一定要努力度過這段期間。」由於體力的復原比較慢，像我就是因為在這段期間內感到焦躁，有時甚至會想或許不動手術比較好呢！

松本　選擇醫院很重要，如果有值得信賴的醫師，認為讓他診斷、動手術比較好，那麼，最好遵從醫師的結論。

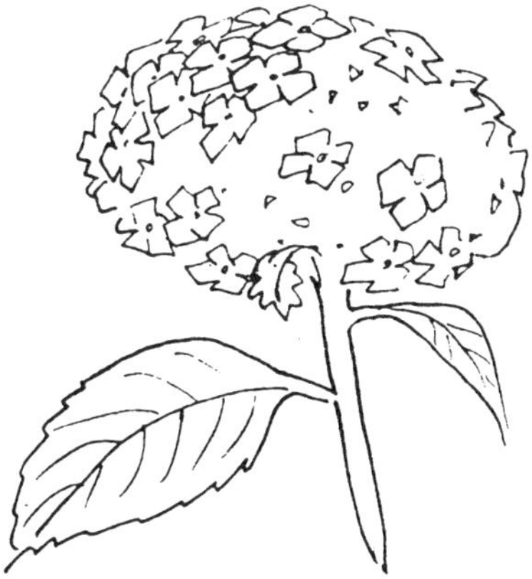

33　體驗者座談會

第一章 罹患子宮肌瘤會有一些痛苦的症狀

不要忽略身體各處出現的訊息，這點非常重要

為了讓大家都瞭解子宮肌瘤是何種疾病，首先來討論具體的症狀。

子宮肌瘤就是在子宮肌肉所形成的**良性腫瘤**，在次章會有詳細的說明。在三十～五十歲的女性裡，五人中就有一人會罹患子宮肌瘤，因此，這是非常普遍的疾病。也許你的腹部就已經有肌瘤呢！

肌瘤有很多種，有些是完全無自覺症狀的肌瘤，因此，可能

良性腫瘤

不會危及生命的腫瘤，其增殖速度緩慢，即使再怎麼樣增殖，也不會破壞或轉移到周圍的組織。

擁有肌瘤的本人也完全沒有察覺到肌瘤的存在，而度過一生。

此外，在肌瘤檢診時發現子宮肌瘤，若無症狀或是症狀較輕者，也可以選擇與肌瘤共存，不需要動手術就能平安無事的迎向停經期。

但是，也不見得全都是好的肌瘤。因為肌瘤的大小或形成的場所不同，有時會出現非常痛苦的症狀。在我的醫院中，必須藉著手術來緩和這些症狀的例子，一年大概就有二百個。

總之，問題就在於這些肌瘤。有肌瘤的人，如果不能對自己身體所出現的症狀感到疑惑，並前來接受診察，當然就無法發現肌瘤，也無法早一步來處理肌瘤了。

因此，最好的辦法就是了解子宮肌瘤的症狀，並檢查有無自己符合的徵兆。

代表性的子宮肌瘤症狀，包括過多月經、頻發月經、經痛、分泌物異常、腰痛、下腹部膨脹、不正常出血、貧血、不孕等。這些全都是自己可以自己察覺到的症狀，所以如果覺得「有點奇怪」，就要拿出勇氣去看專科醫師（婦產科醫師）。

然而，女性對於婦科症狀的忍耐力非常強。雖然出血或下腹痛得非常嚴重，也只認為：「月經嘛！沒有辦法！」、「月經就是這樣嘛！」而一直忍耐，結果導致發現和治療的延遲。

在我的患者中，有些根本沒有察覺到過多月經或生理痛等子宮肌瘤的症狀，長年來自己獨自忍耐，最後因為貧血而身體衰弱，才來到醫院。在這時候就不能說：「忍耐是美德了。」

症狀最多的是月經過多

在子宮肌瘤症狀當中，最多的就是過多月經。過多月經包括：

①月經期間正常，但這期間的出血量比正常更多。

②月經期間會持續十天以上的出血，總計的出血量較多。

不管是哪一種形態，都比普通月經的經血量來得多，再加上月經中也有豬肝狀凝血，就是月經過多了。

為什麼呢？因為原本血液應該是清清爽爽，並且可以在血管中流通。一旦排到血管外，就會因為止血作用而凝固。

每個月的月經，是因為懷孕不成立，以致子宮內膜剝落而形成的。而經血為了容易排出體外，因此必須藉著**酵素**將其溶解排出。

但是如果出血量太多，酵素功能趕不上，沒有辦法溶解的血塊就會摻雜在經血中排出，導致每個月都會出現豬肝狀的凝血，這就是過多月經。

●衛生棉使用量開始急速增加時，就要注意了

由於有些人不能夠了解自己的出血量是多或少，所以接下來將為各位敘述，因為過多月經而接受診治，卻發現有子宮肌瘤的患者們，說明自己症狀時的現象。過多月經是什麼樣的症狀？你是否能夠掌握狀態呢？

「就算墊兩片夜用型衛生棉，還是會弄髒內褲」、「甚至要墊嬰兒用的紙尿布」、「量較多時，無法外出」、「半夜必須要換好幾次衛生棉」、「即使同時使用衛生棉條和衛生棉墊也來不

酵素

即纖維蛋白分解酵素。當血液流到血管外時，藉著纖維蛋白原（纖維素原）等許多的凝固因子而凝固形成纖維蛋白，在此是指分解這種纖維蛋白的**酵素**。

及」、「生理期持續了兩週都還沒結束」、「剛上完廁所回來，又必須立刻去廁所」……等等。

舉出月經過多的症例，為各位探討一下：

A女士（四十歲）最近發現月經出血量增多，但由於已經過了四十歲，因而懷疑可能是賀爾蒙的關係。

可是過了半年，甚至有經血摻雜凝血的現象出現，而且月經量也不斷增加。本來生理期是五天，現在竟然持續了十天，此外，還有強烈的下腹痛出現。

一個月之後，月經量又增加，並出現大的凝血，但她直到下腹痛得難以忍受，才到醫院去。A女士的情形只有一個肌瘤，如核桃般大，是從子宮入口朝外突出的肌瘤分娩（參考七十七頁）。

所幸肌瘤有細莖和子宮頸管相連，所以本體還在陰道中。只要利用陰道式（不剖腹直接通過陰道）拿掉肌瘤，就可以治好了。

●為什麼肌瘤會導致過多月經呢？

對於這個問題的說法眾說紛紜，並沒有最終的結論。在此為你介紹幾種說法：

①由於子宮內膜增厚、充血，因此內膜脫落，並且因月經排出的血液量增多。

②因為有肌瘤，所以子宮收縮不良，導致將血液送入子宮的血管也收縮不良，使得出血量增加。

③由於肌瘤使得子宮內側凹凸不平，內膜面積增大，因此出血量增多。

④形成肌瘤的部分血流不良，造成子宮內出現**淤血**，而使出血量增加。

然而，肌瘤大小與過多月經的程度，不見得有相關關係。

淤血　血液不流動，而形成淤滯的狀態。

月經週期比正常更短的頻發月經也是子宮肌瘤的症狀之一

通常正常的**月經週期**是二十五～三十六日，但是如果比二十五日更短，就稱為頻發月經。有人一個月有二～三次的月經，本來以為已經結束了，沒想到下次的月經又開始了。

頻發月經並不是滴滴答答持續很長的時間，而是先結束之後，又再開始。這一點和過多月經不同，但同樣的出血量也比正常量更多。

因為子宮肌瘤而引起的不正常出血

不正常出血與月經異常不同，但是與**貧血**有關。因此在此探討一下。

正常月經以外的出血，全都稱為不正常出血，但是這並不是子宮肌瘤特有的症狀，只要在女性賀爾蒙平衡失調時，就會出現。此外，也可能會因為子宮肌瘤、子宮癌、子宮頸管息肉、子宮內膜症、子宮陰道部糜爛等子宮疾病而引起。

總之，外行人不知道出血是來自何處，所以絕對不要放任不

月經週期　卵泡會反覆進行卵泡的發育—成熟—排卵—黃體形成—黃體萎縮—月經。子宮內膜會形成增殖期—分泌期—剝脫期—月經的反覆性週期，其間隔為二十五～三十六日（平均二十八日）。

貧血　即「血液稀薄」的狀態，是指血中的血紅蛋白（血色素）與紅血球減少的狀態。通常女性的血紅蛋白正常值為12～16 g／dℓ，在貧血中最多見的就是缺鐵性貧血，是由於缺乏製造血紅蛋白的鐵質而引起的。

管，一定要去看醫師並找出原因來。

如果是因為子宮肌瘤原因所引起的不正常出血，在長期持續的狀況下，也會因為失血而引起弊端。

出血量增多時會引起貧血

為什麼一定要檢查過多月經、頻發月經或不正常出血呢？因為如果長期持續出血，會引起缺鐵性貧血。即使沒有肌瘤，但是原本就有許多女性因為每個月的月經，或懷孕、生產等而貧血。因此，如果再加上這種貧血的現象，會對身體造成各種不良的影響。

血液中的血紅蛋白（血色素）是以鐵為原料製造出來的，一般來說，如果不到12g／dℓ，就是貧血。報告指出，通常子宮肌瘤患者中有五十％都不到12g／dℓ，而有過多月經、頻發月經、不正常出血的人，則有六十％11g／dℓ以下。此外，在8g／dℓ以下的人也不少。

心臟肥大

心臟的心室肌肉呈現肥厚的狀態，包括心肌朝內側增厚，造成心室內腔狹窄的向心性肥大，以及心室內腔增大，造成整個心臟朝外側增大的離心性肥大二種。

心雜音

正常瓣的開閉音摻雜著咂咂的其他聲音，是貧血的症狀之一。

●貧血嚴重時會對心臟造成影響

子宮肌瘤是每個月會持續少量的出血，也就是說，會慢慢形成慢性貧血狀態。因此，並不會大量失血，而且能夠過著正常生活，所以很多人都沒有發現貧血的現象。

但是實際上卻因為失血，造成血液中的氧缺乏，而持續出現容易倦怠、容易疲勞等症狀。甚至於有時候做普通的運動，例如爬習慣的樓梯或坡地時，會出現心悸或呼吸困難的現象。而且一旦診察之後，會出現**心臟肥大**的現象，甚至聽到**心雜音**等。

都是由於慢性貧血所導致心臟和肺的過度負擔，而引起的這些症狀的。

●如果為強度貧血的狀況，必須在手術前改善

我曾經有過這樣的症例：B女士是位四十五歲的主婦，當她初次到我這兒來接受診察時，血紅蛋白為7g／dℓ，是嚴重的貧血狀態。

她長期有過多月經和經痛的煩惱，從年輕時就一直持續這種

造血劑的注射

缺鐵性貧血，一般是採用內服鐵劑的方式來治療，但是要消除身體缺鐵的狀態，必須要長期服用。如果貧血特別嚴重，或者是必須迅速復原時，就可以利用注射或點滴的方法來補給鐵劑。

狀態，但是，她認為這是一種生理期的現象，所以並沒有去看醫師。

可是臉上缺乏血色，突然站起來時，會出現起立性昏眩的現象，而且，在爬樓梯時也會因為心悸或呼吸困難而爬不上樓梯，因而來到本醫院內科檢查。

經由貧血檢查的結果，認為可能是肌瘤，因此，將病例轉到婦科。而在做過超音波檢查之後，發現了朝向子宮內腔三×二公分的黏膜下宮肌瘤（參考七十六頁）。這一類的肌瘤雖小，但是症狀出現卻非常嚴重，因此容易貧血。

在醫師之間都認為「女性原因不明的貧血，可能是肌瘤造成的」，而像B女士這樣因為貧血而發現肌瘤的例子，的確非常多。

由於B女士貧血非常嚴重，若利用藥物復原，需要花較多的時間，因此，在門診進行七次**造血劑的注射**，等到血紅蛋白恢復為10g／dℓ為止。

然後再住院動手術。由於子宮和直腸黏連而有子宮內膜症，因此要動剖腹手術。肌瘤重一六三g，所以，如果形成的場所不同，可能不會出現這麼嚴重的貧血現象，也許就不需要動手術了。

雖然有經痛，但是沒有主訴症狀

伴隨著子宮肌瘤出現的症狀，包括過多月經、下腹部疼痛，以及下腹部膨脹感等經痛，但是並沒有主訴症狀。疼痛的方式會因人而異有所不同，有的是鈍痛感，也有刺痛感。

此外，有的是在月經期間才會疼痛，有的則是與月經無關，屬於長期持續疼痛。而且，疼痛大多不只是因為子宮肌瘤，也是因為伴隨著**子宮腺肌症**而造成的。

產生劇痛時，可能是有莖肌瘤的莖扭轉（參考七十五頁）或者是續發性的變化。

一旦有子宮肌瘤時，分泌物會增加

一旦有子宮肌瘤時，會出現誤以為是尿失禁的水樣分泌物。

子宮腺肌症

是子宮內膜症的一種，即內膜組織從子宮內壁朝向子宮肌層內發育的症狀。由於是在肌層內增殖，所以會使整個子宮增大，而容易和肌瘤混淆。此外，也會合併子宮肌瘤出現。

在子宮內外都遍佈著營養血管，因此，不管子宮的哪一部分出現肌瘤，血管都會受到壓迫，而造成血液循環不順暢，容易引起淤血。如果肌瘤更大，連粗大的血管都會受到壓迫、淤血，並從子宮擴散到周圍骨盆內部及陰道內。

這些淤血的影響使得分泌物增加。

有子宮肌瘤的人，通常雌激素會過剩分泌，如此一來，就會促進子宮內膜腺和子宮頸管腺等的分泌，使得帶有黏性的分泌物比普通的分泌物分泌更多。

在這些分泌物當中，有些摻雜絲狀血，有的分泌物則變成了粉紅色，這是因為摻雜了子宮內膜及糜爛面的少量血液所導致的。

此外，還有膿狀的分泌物。愈是朝向內腔的肌瘤，愈容易引起發炎症狀，而造成頸管炎或是內膜炎，接著就會出現茶色膿狀的分泌物。

子宮肌瘤引發下腹部膨脹，而造成體型的變化

在女性之間，經常可以聽到這類的談話，「到了中年之後，肚子都凸出來了，真討厭！」、「胖到裙子都不能穿了。」事實上，這一類體型的變化，有時候是因為子宮肌瘤而造成的。

由於肌瘤非常大，而使得整個子宮增大，就好像懷孕時下腹部膨脹一樣，但是觸摸之後卻感覺好像有硬塊。

當懷孕四個月時，子宮的大小就好像嬰兒的頭一樣大，這時，可以看到腹部凸出。同樣的，如果有嬰兒頭般大的子宮肌瘤，則下腹部會膨脹成如懷孕四個月大。然而，仰躺時觸摸下腹部，會感到有硬塊。

會出現排尿、排便異常

當肌瘤成長之後，子宮會逐漸增大，這時子宮周圍的臟器也受到影響，而出現一些令人煩惱的症狀。

尤其在子宮前端的膀胱和兩側的輸尿管，以及在後方的直腸，都容易受到影響，而造成頻尿、排尿不順暢、排尿痛、便秘、排便痛等嚴重的症狀，有時甚至會影響到腎臟。

頻尿是由於肌瘤造成子宮腫脹上升，因而壓迫到膀胱所引起的。當膀胱容量變小時，只要積存了少量的尿就會產生尿意，所以排尿次數頻繁。

排尿痛以及排尿不順暢，則是因為肌瘤壓迫到從膀胱伸出的尿道所致。

這些症狀與膀胱炎非常類似，但是與真正的膀胱炎不同，因此只要做尿液檢查就可以了解了。但是，偶爾利用顯微鏡檢查，能夠發現到血尿。

因子宮肌瘤形成的場所和大小的不同，有時會壓迫到從腎臟將尿運送到膀胱的輸尿管，而引起尿的淤滯，嚴重時甚至連腎臟都會出現尿的產生障礙（**水尿管症**、**水腎症**）。

在第四章會談及如果懷疑有這些可能性時，可以將造影劑連

水尿管症

因為子宮肌瘤等的緣故，使得輸尿管受到壓迫，造成尿的流通不順暢，尿大量積存在輸尿管內，而導致輸尿管粗大（內腔擴大）等疾病，大多會合併出現水腎症。

水腎症

在尿路（尿的排泄管道）的某處，尿的流通不順暢，因此，腎臟製造的尿無法流出而積存在腎盂（腎臟廣大的內腔），造成腎盂擴張。當擴張的腎盂受到壓迫，使得腎臟（製造尿的本體腎實質）變薄。至於造成這種狀態的原因之一，就是肌瘤導致尿道受到壓迫。

續注入靜脈內，以連續照片拍攝腎臟、輸尿管、膀胱等的壓迫狀況。

此外，因為子宮肌瘤壓迫到直腸而造成便秘，所以排便時會出現腹部痛的症狀。

很少人會將頻尿或是便秘的症狀，與子宮肌瘤聯想在一起，但是如果有這些症狀，尿液檢查卻完全正常，或者是注意飲食、服用便秘藥，都無法改善時，就必須懷疑「可能是子宮肌瘤吧」？有些患者在這個時候就會到婦科去就診。

因為子宮肌瘤的原因而引起腰痛

肌瘤增大時，會形成壓迫狀態，而感到腰痛。當神經狀的壓迫，以及血液循環不良時，就會引起這種症狀。有時會因為腰痛而進行針灸治療，但是事實上卻是因為子宮肌瘤所造成的。

此外，還有**下肢牽引痛**、神經痛的疼痛出現，有時也會造成下肢血管的淤血現象。

下肢牽引痛

由於神經受到壓迫，腳感覺好像有拉扯痛。

如果二年以上不孕，則疑似子宮肌瘤

雖然積極的想要懷孕，但是過了二年都沒有消息，在醫學上稱為「不孕症」。不孕症包括從來沒有懷孕過的原發不孕，或者是生下第一個孩子之後，沒有辦法再懷第二胎的續發不孕。

很難懷孕的要素之一，就是子宮肌瘤。事實上，因為子宮肌瘤而造成的不孕率，佔肌瘤患者的二十五～三十%。一般而言，不孕率是五%，由此可知，機率非常的高。

不過，肌瘤對於懷孕是否會造成妨礙，會因形成的場所以及肌瘤大小、數量的不同而有所不同。所以，不見得有子宮肌瘤就等於不孕。像我的患者中，有的人雖然有很大的肌瘤，但還是可以懷孕。

子宮肌瘤並不是不孕的絕對條件，卻是很難懷孕的要素。所以如果不孕時，就必須要懷疑「是不是有肌瘤呢？」

其理由就是子宮內膜凹凸不平，尤其是黏膜下宮肌瘤。表面不平滑，當然受精卵就不容易著床，況且即使著床，也容易流產。

最近結婚年齡升高，三十幾歲初產，三十五歲之後才生下第二個孩子的例子非常多。所以，進入肌瘤的年齡之後，就必須考慮到不孕或是流產的煩惱可能會增加。

●割除肌瘤後，成功懷孕、生產的例子

C女士三十三歲結婚，想要立刻有孩子，但是卻無法懷孕。三十四歲時到醫院來，並沒有特殊的月經異常症狀，然而在做超音波檢查時，才發現子宮底部有直徑六公分的肌瘤，因此進行子宮輸卵管造影法（參考九十頁）。結果發現輸卵管具有通過性，因此知道在子宮頸部有很難通過的部分。

最初因為肌瘤很小，所以使用 **Buserelin** 療法（參考九十九頁），使用 **Suserelin** 藥物點鼻賀爾蒙治療，持續了三個月。

但是賀爾蒙治療效果不彰，肌瘤逐漸增大，而且患者年齡較高，所以決定動手術。因為黏連非常嚴重，又有子宮內膜症，所以手術後二個月內再度採用 **Buserelin** 療法。

預防流產的漢方藥

當歸芍藥散具有抑制收縮的功能，能夠預防流產、早產，可以單獨使用或是與其他的收縮劑併用。因為鹽酸麻黃鹼而出現心悸現象的人，大多會併用當歸芍藥散。

探子

為細長的金屬棒，將其插入子宮內，能夠調查子宮內腔的長度、大小及方向等（參考九十三頁）。

手術後過了五個月，出現了期望的懷孕徵兆，因此來到醫院。過程非常的順利，但是有時會有出血的現象，因此讓她服用**預防流產的漢方藥**當歸芍藥散。

比預產期提早十天，利用剖腹生產的方式，平安無事的生下了三一一五公克的男孩。

●與肌瘤共存自然分娩的例子

二十九歲的D女士，因為過多月經而來到醫院。做超音波檢查時，發現子宮後方有六×四公分的肌瘤。此外，經由子宮輸卵管造影法發現輸卵管通暢，但是子宮內的通過性不良，因此沒有辦法插入**探子**（Sonde）。

D女士還沒有懷孕、生產的經驗，而且想要孩子，因此不能動手術，只能觀察經過。

五個月後懷孕。為避免流產，在初期進行預防流產的注射。後來胎兒順利成長，所幸肌瘤只增大了一點點，並沒有什麼大的變化。

收縮抑制劑

鹽酸麻黃鹼交感神經刺激劑，具有子宮肌遲緩作用，可以用點滴或內服的方式，來預防流產、早產，也可以活用於治療心臟病或氣喘。

二十週以後，血壓升高，因此改採用食物療法。三十一週開始，服用抑制陣痛的**收縮抑制劑**。雖然事前預定剖腹生產，但是由於肌瘤位置在後方，再加上胎兒也是屬於正常的頭位，因此，判斷可以自然分娩。

因為有肌瘤，所以分娩時間稍微拉長了些。不過，出血量正常，在預產期內生下三〇四〇公克的女孩。

至於產後的復原情形，因為有肌瘤，所以比平常花了更多的時間。子宮復原情況不良，這也是無可奈何之事。

生產後，D女士六公分大的肌瘤還是留在體內，這是因為她希望「能夠生第二個孩子」。因此，今後還是要和患者商量，再決定處置的方法。而且因為剩下的肌瘤，如果再出現過多月經等的障礙，就要先拿掉肌瘤，再嘗試生產。

有子宮肌瘤時容易流產

許多論文都提出這樣的報告結果：有子宮肌瘤的人，與正常懷孕的流產率相比，懷孕之後的流產率比較高。理由先前已經敘述過了，即形成肌瘤時，子宮內膜不平滑，不容易著床，即使懷孕也容易流產。

一般的流產，有九十五%在還沒有確認胎兒心音的早期就會發生。但是如果是併發子宮肌瘤的懷孕，在懷孕中期確認胎兒心音之後，則容易引起流產、早產。這是因為隨著懷孕的進行，肌瘤逐漸增大，並壓迫子宮內部，導致胎盤血流受阻、刺激卵膜、引起子宮收縮或卵膜破裂，而造成流產、早產。

E女士三十一歲，二十四歲時生下第一個孩子。到了二十七歲、二十九歲時，有二次自然流產。而二十九歲的那次，是懷孕五個月後流產。

因為一直想要第二個孩子，所以在懷孕第六週（二個月）時，特定從遠方到我這兒來。

確認子宮後側壁有肌瘤之後，在初診的同時要她住院，採取防止流產的措施。但是，因為**進行流產**很遺憾的無法保住胎兒，

進行流產

出現流產的徵兆，就算利用抑制子宮收縮的藥物等進行治療也無效，即無法避免流產的事態。

可能是因為肌層內的肌瘤非常的大，而導致著床不順利吧！

像E女士這種反覆流產的現象，原因是肌瘤形成時，就必須要朝著割除肌瘤的方向來檢討，這時可以進行內視鏡檢查或是子宮輸卵管造影檢查等。然而，由於E女士迫切的希望能夠擁有第二個孩子，因此只進行了子宮肌瘤切除術（參考一〇一頁）這種能夠留下子宮的手術。

莖扭轉

肌瘤出現類似蕈狀的莖，稱為有莖肌瘤。而在這個莖的部分扭轉，稱為莖扭轉。有時候會扭轉二次，大多會產生劇痛。

有時會出現難以忍受的疼痛

有莖肌瘤會引起**莖扭轉**，當肌瘤急速增大時，肌瘤會石灰化（參考七十九頁）或者是出現紅色變性（參考七十九頁）等續發性的變化。如果引起肌瘤分娩時，有時會產生下腹部的劇痛，這時就必須盡早動手術。

三十四歲的主婦F女士，肌瘤莖扭轉了二次，痛得不得了。因為下腹痛非常的嚴重，以為是外科的疾病，便用救護車送到外科進行診療。

後來被送到婦科來進行初診，從腹部就可以觸摸到如新生兒的頭一般大的硬腫瘤。在做超音波檢查時，便已確認是十×八公分的腫瘤，非常的痛，白血球數也很多。再做發炎症狀的檢查，發現數值非常高。因此，可以預測是卵巢腫瘤或者是子宮肌瘤的莖扭轉。

剖腹之後，發現是從子宮底部發生的漿膜下宮肌瘤，而且朝順時鐘方向扭轉了二次（七二〇度）。肌瘤的重量七七二公克，其中還有變性、充血、出血的現象。

在此情況下，女士動手術割除了肌瘤，仍然能夠保留子宮。

子宮肌瘤有時會引起發燒

G女士（三十七歲），十天前感覺下腹痛，疼痛逐漸增強，而且當天發燒超過三十八度，因此來到醫院。診察時發現有下腹的壓痛，分泌物較多，結果是細菌性的陰道炎所引起的頸管炎，而且感染到子宮內。

Ｇ女士五年前發現有黏膜下宮肌瘤，需要定期觀察經過。後來月經正常，身體也沒有什麼問題，因此就懶得檢診了。

這次的發燒是因為陰道發炎，而感染到黏膜下宮肌瘤，這就是肌瘤放任不管而引起的感染症。

像這種感染，也可以算是一種肌瘤的續發性變化。Ｇ女士已經有三個孩子，所以投以抗生素抑制發炎的症狀，等到下腹部停止陣痛之後，再進行全子宮切除術。

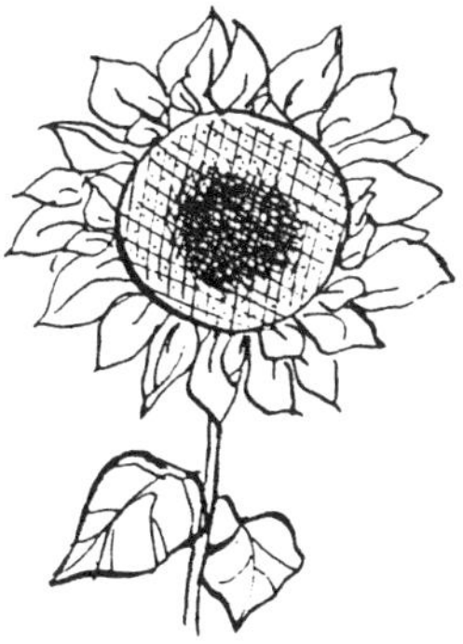

第二章 子宮肌瘤是何種疾病

子宮肌瘤是良性的腫瘤

子宮肌瘤在婦科腫瘤當中，是最普遍的一種，我一週總會診察好幾次這類的患者，對她們動手術。子宮肌瘤是經常看到的疾病，但是，其實體還是有很多不明白的部分。

事實上，為什麼會形成肌瘤？關於其發生的起源和原因，目前不得而知。不光是原因，為什麼發生頻度這麼高，為什麼不會變化為惡性腫瘤等等，各方面的疑問依然成謎。

而且，其正確發生數，會依年代別、地域別、民族別而有所不同。此外，還包括了遺傳、環境等的問題，目前都只是推測而已。雖然研究非常的進步，也成立了各種的假設，但是並沒有統一的見解出現。

也許你認為再看下去也無法明白事實的真相，但是，在此主要是從**疫學**方面來探討子宮肌瘤的現狀。

子宮肌瘤是發生於子宮肌肉的良性腫瘤，和癌症的惡性腫瘤不同，即使再怎麼樣增殖，也不會破壞周圍的組織，不會直接威脅生命。此外，經過一段時間之後，也不會變化為惡性腫瘤，這一點已經是確定的事實了。所以，當我和患者探討這個問題時，比起癌症，感覺輕鬆多了。

當然偶爾也會有需要動緊急手術的肌瘤，但是通常都是觀察經過情況，如果有必要，也是找個時期來動手術。況且，如果經過順利，肌瘤縮小，或者是到了停經之前都不需要動手術。

但是「觀察經過」和「放任不管」完全不同，希望各位不要弄混了。即使子宮肌瘤是良性腫瘤，但是放任不管，狀態還是會

疫學　以地區或職區等多數團體為對象，調查疾病、意外事故、健康狀態等，利用統計了解其原因及發生條件的學問。

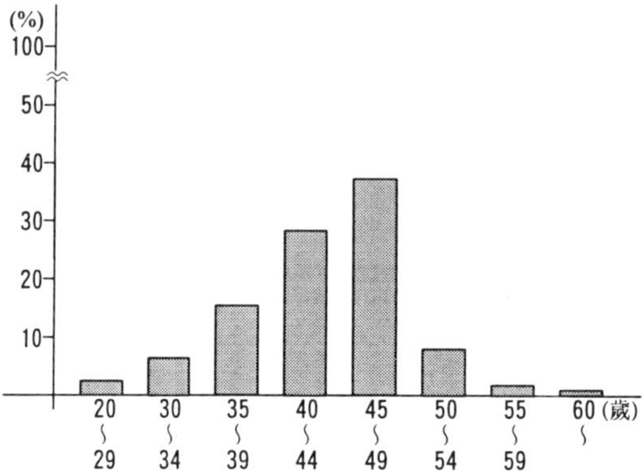

子宮肌瘤發症的年齡分佈（東京醫大）

產生變化，也可能會出現前章所敘述的嚴重症狀。

子宮肌瘤還是要早期發現，同時需要定期、長期的觀察經過，所以是絕對不容掉以輕心的腫瘤。

子宮肌瘤以三十五～五十歲的女性較多見

子宮內擁有肌瘤的女性當中，有很多人一生都無症狀。因此，到底有多少人有肌瘤的發生，無法得知正確的數字。不過，最近由於婦科癌症檢診的普及，發現肌瘤的機率也提高了。

像在國內三十五～五十歲的女性當中，每五人就有一人有肌瘤。

看發症年齡（治療年齡）的分佈，如圖所示，四十歲層佔壓倒性多數，其次是三十歲層、五十歲層。而擁有子宮肌瘤者，八十％都是三十五～五十歲的中年層。

隨著停經，發症率會顯著降低，這是因為停經之後卵巢機能減退、子宮縮小、肌瘤停止發育或變小，所以不需要治療。

最近的特徵則是，肌瘤發症年齡的幅度有增大的傾向。像以前女性在四十五歲左右就已經停經，開始邁入老年期，然而現在四十歲層都還屬於擁有旺盛活力的年齡，所以老化延遲，甚至停經期五十歲層才出現的人也不少。

而且，由於初經年齡提早，性成熟提早，因此，二十歲層的年輕女性也會出現肌瘤的現象。昔日三十歲層、四十歲層是肌瘤年齡的時代，現在範圍已經擴大到二十～五十五歲左右。

此外，利用剖腹能夠確定子宮肌瘤的最低年齡是十三歲，最高年齡則是七十歲層。

子宮肌瘤的大小和數目各有不同

肌瘤大小各有不同，可能只有一個肌瘤發展成球狀般大，也有大小幾個的肌瘤形成，造成子宮內凹凸不平。

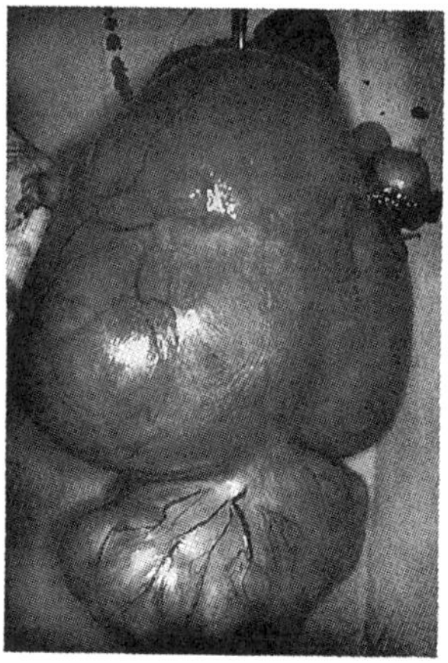

子宮肌瘤

有的人肌瘤甚至大到佔據整個腹腔內。根據金氏紀錄的記載，一位因其他疾病而死亡的女性在解剖時，竟然摘除了六十公斤的子宮肌瘤，而在日本也有三十二公斤、二十一公斤的肌瘤出現。

而醫師對於肌瘤大小的表現，都是用直徑大小來表示的。像成人頭般大＝二十公分，嬰兒頭般大＝十五～十六公分，新生兒頭般大＝十～十二公分，成人拳頭般大＝十公分，鵝蛋般大＝五～七公分，雞蛋般大＝四～六公分，核桃般大＝三公分，大豆般大＝〇・五公分，小紅豆般大＝〇・三公分，別針頭般大＝〇・一五公分。

肌瘤的數目，大多不是一個，而是複數個。在子宮體部形成的肌瘤，九十％都是多發性的。不過，在子宮頸部形成肌瘤，或者是黏膜下宮肌瘤，則大多為一個。

中年層的女性，擁有子宮肌瘤的機率非常高，但事實上為什麼會形成子宮肌瘤，目前還沒有辦法掌握真正的原因。

肌瘤增大與雌激素有關

目前以為「子宮肌瘤的發育（肌瘤增大）與由卵巢分泌的女性賀爾蒙**雌激素**，有密切的關係」，這是許多醫學家承認的事實。

但是，「為什麼與雌激素有密切的關係呢？」很多研究者對其根據有各種不同的見解。以往認為：

①子宮肌瘤的發育，是以雌激素分泌旺盛的性成熟期為主，而停經之後發育停止或縮小。

②在雌激素大量分泌的懷孕期間，肌瘤有增大的傾向。

③以往所使用的避孕丸，其雌激素含有量較多（與現在的不同），會引起肌瘤增大。

④藉著抑制雌激素分泌的藥物療法，就能使肌瘤縮小。

諸如此類，認為肌瘤的發育與雌激素有直接的關係，也就是說，認為雌激素的量對於肌瘤的增大或縮小會造成影響。

然而，根據近年來的研究，發現似乎與雌激素沒有直接的關

雌激素

是由卵泡分泌的女性賀爾蒙，與第二次性徵的發現有密切的關係，而且在青春期時會促進乳房的發育，使得腋毛、陰毛出現，也與月經週期有密切的關係。此外，在懷孕時，雌激素的分泌量為平常的數十倍，持續懷孕會使得子宮擴大。但是在接近停經期時，因為卵巢功能不良，雌激素分泌減少，便產生各種不定愁訴＝更年期障礙。當來自卵巢的雌激素分泌停止時，就會停經。

接收體

賀爾蒙不會直接作用於組織，就像捕手的手套一樣。對於各種賀爾蒙都有加以接收的蛋白，而接收盤就稱為接收體。

增殖因子

所謂增殖，是指構成組織的細胞數增加，而當肌瘤等腫瘤發育時，也會引起增殖。增殖因子就是引起增殖的要素或要因。子宮肌瘤的發育目前推測可能與皮膚增殖因子（EGF），或者是胰島素樣增殖因子（IGF①、IGF②）有關。

黃體酮

排卵後由卵泡（黃體）分泌出雌激素與黃體酮。其為一種女性賀爾蒙，

係，而是存在於子宮平滑肌組織的雌激素的**接收體**，與肌瘤的發育（細胞的增殖）有關。這個新的想法目前還在推測的階段，不過，被認為是有力的說法。

接收體會受到雌激素的影響，而接收盤（＝接收體）的作用會使得肌瘤增大，因此，這個想法也認為雌激素的量，及雌激素接收體的量和質都會造成影響。

再稍微具體加以說明，近年來的想法，一般認為子宮肌瘤的發育，是直接由促進細胞增殖的**增殖因子**發揮了作用。

雌激素會促進這些增殖因子的發現或產生，具有增強增殖因子作用的功能。基於這種構造，而使得肌瘤增大。

此外，不只是雌激素，連**黃體酮**（黃體賀爾蒙）對於肌瘤增大也具有重要的作用，這是最近得知的事實。

黃體酮可能會使子宮肌瘤的核分裂增加，並推測雌激素具有使黃體酮接收體增量的作用。

支配懷孕中子宮的發育與成長。如果無法引起受精時，則血液中的雌激素和黃體酮的量會減少，而成為月經。

子宮肌瘤與遺傳的關係無法獲得證實

有的人會有子宮肌瘤，有的人卻不會有，到底兩者之間有何差距呢？到底基於何種法則，會出現子宮肌瘤呢？關於這一點，經過各方的討論，到目前為止都還沒有正確的解答。

「我的母親、嬸嬸、姐姐都動了子宮肌瘤的手術，肌瘤會遺傳嗎？我將來也會得肌瘤嗎？」經常有人問我這種問題，但是目前仍沒有辦法證實是否具有家族性。

的確，在我這兒看到的症例，母親和女兒都得肌瘤的例子也不少。此外，三個姐妹可能三個人都動過肌瘤手術。

有一陣子，甚至有「肌瘤家族系統」的說法，可能是容易分泌雌激素的體質，但是並不算是遺傳。

有子宮肌瘤的家族系統，比起沒有子宮肌瘤的家族系統，其發生子宮肌瘤的機率約高三～四倍。

但是，母親有子宮肌瘤，不見得女兒也一定會有肌瘤，當然也不能說完全與遺傳無關……，目前沒有辦法得到有關遺傳方面正確的解答。

另一方面，有些學者則認為與遺傳完全無關，「一家人當中有幾個人擁有肌瘤，只是因為肌瘤是非常普遍的現象而已。」

他們認為不是遺傳，而是在同樣的環境、同樣的飲食生活中成長的環境因子，會對於子宮肌瘤的發症造成比較大的影響。因為環境因子相同，再加上體質類似，結果母女、姐妹之間容易長肌瘤。像先前的症例，姐妹全部動過子宮肌瘤手術的人，結婚之後，三個人雖然在不同的環境中生活，但飲食內容和生活習慣卻與她們成長中娘家的方式非常類似。當然各種的說法都有它的道理，目前並沒有明確的結論。

也有很多患者問我，像屬於生活習慣之一的煙酒，是否會對於肌瘤造成不良的影響？不過，對於這點沒有辦法明確了解其因果關係。

容易長肌瘤與人種或體型的相關性也沒有定論

關於這些問題，都曾進行過調查，但是並沒有定論。美國瓊斯・霍普金斯大學就曾經進行大規模的調查，想要了解肌瘤容易發生在哪一人種的身上。

這個調查，是將美國的黑人與白人加以比較，結果發現黑人女性肌瘤較多，有三十四%的人都會出現肌瘤，而白人女性則為十%。但是同樣為黑人，住在非洲的黑人女性，子宮肌瘤卻非常的少。

此外，與其他民族相比，國人有子宮肌瘤的人到底是多?還是少呢?眾說紛紜，沒有確實的聲明。

而在體型方面，則為擁有豐富的皮下脂肪，營養狀態良好，屬於經濟富裕階級的女性較多見，這是因為營養狀態很好，會導致雌激素過剩分泌。

但是，在第二次世界大戰造成的糧食恐慌時代中，子宮肌瘤的發症並沒有減少，所以，這種說法也不能算是定論。
會長子宮肌瘤，到底是遺傳？民族性？環境？還是食物呢？雖然進行了各種的檢討，但結論仍待今後的研究與調查。

目前並沒有子宮肌瘤的預防方法

在醫學上沒有辦法了解發生的原因，當然也沒有預防對策。況且，不管是任何疾病都是一樣的，肌瘤也是要早期發現、早期治療。

在較早的階段，可以用藥物應付到某種程度。此外，依肌瘤的種類、形成的場所或發育方向等等，就可以推測出在身體出現的各種症狀，而儘早訂立治療的方針。

基於肌瘤要早期發現的意義，所以，如果進入三十歲層的肌瘤年齡之後，就要接受婦科的檢診。

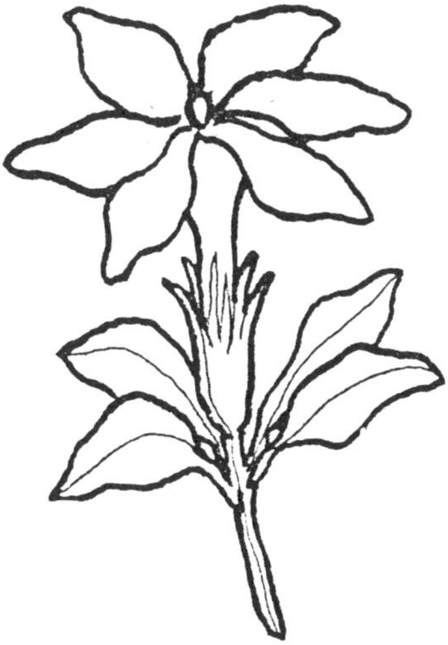

第三章 各種子宮肌瘤

了解子宮的構造

肌瘤形成的場所是「子宮」，在此先針對子宮說明一下。子宮在骨盆中，下面與陰道相連，前有膀胱，後有直腸。

子宮左右兩方有十公分左右的輸卵管，而輸卵管前端則有拇指般大的卵巢。

如果是成年女性，子宮的大小如雞蛋般大，就好像西洋梨的形狀一樣。從性成熟期到停經為止，都是維持同樣的大小，但是在停經後會逐漸縮小，而變成與青春期同樣的大小。

子宮的位置

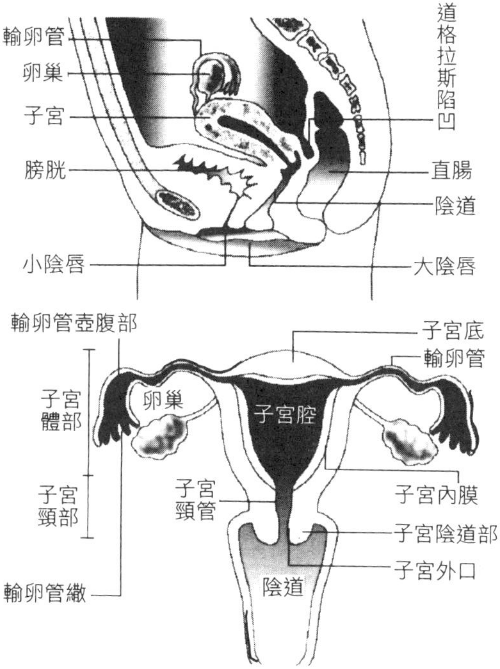

子宮下方三分之一細長的部分與陰道相連，稱為子宮頸部，而上方的三分之二稱為子宮體部，子宮體部是孕育胎兒之處。

子宮為了支持成長中的胎兒，是由縱、橫、斜向都能自由伸展的厚的平滑肌肌纖維所構成。在其內側有子宮內膜覆蓋，當子宮內膜剝落時，就形成月經。

此外，在子宮外側有袋狀覆蓋的膜，稱為漿膜。

子宮肌瘤就是子宮的肌肉（子宮平滑肌）因為某種理由，而出現大小瘤狀的良性腫瘤。

它從周圍的平滑肌獨立出來，就好像被膠囊包圍住一樣，導致整個子宮變大而產生疾病。

子宮肌瘤的種類

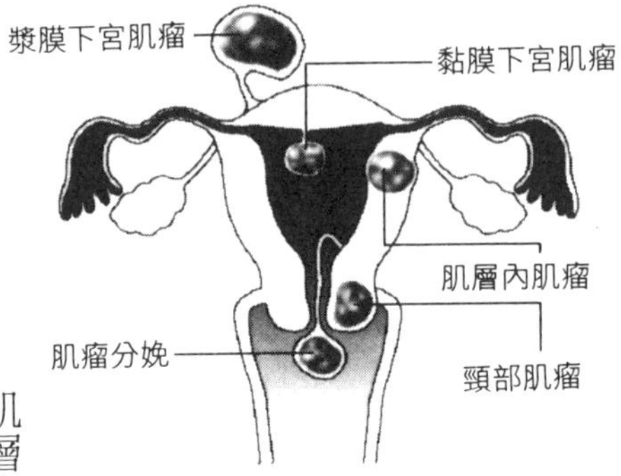

由形成的場所和方向將肌瘤予以分類

子宮肌瘤會在子宮內的各處形成，因發生部位的不同，名稱也不同。

在子宮體部形成的肌瘤，稱為「體部肌瘤」，在子宮頸部形成的肌瘤，稱為「頸部肌瘤」。頸部肌瘤出現的比率比較少，為五～十%，幾乎都是體部肌瘤。

此外，也可以用變大之後的方向來分類，依肌瘤朝向子宮外側發育，或是朝向子宮內側發育的不同，而分為①肌層內肌瘤，②漿膜下宮肌瘤，③黏膜下宮肌瘤等三種。

●在子宮的肌層中形成的肌層內肌瘤

這是在子宮肌當中形成肌層內增大的肌瘤，屬於專門醫師經過內診後較容易發現的種類。

①圍繞肌瘤芽的周圍的肌層很厚。

②子宮的肌層本身較厚，子宮內腔幾乎被阻塞。

具有以上二種形態。當切除肌瘤剖開一看，發現裡面塞滿了肌肉。

肌瘤的大小不一，其數目也各有不同。如拳頭般大的肌瘤，可能只出現一個，或者是出現幾個雞蛋～大豆般大的肌瘤，不過通常出現複數個的例子較多。

肌瘤小的時候幾乎沒有症狀，但是增大之後由於是肉厚的肌層，所以在月經時會阻礙子宮收縮。

當子宮很難收縮時，子宮內的血管也很難收縮。因此，在子宮內膜剝落時，血管無法順暢閉合，形成血液持續外流的狀態。如此一來，便容易引起過多月經症狀或者是頻發月經，也會伴隨著強烈的經痛。

而且，肌層是慢慢的增厚，所以不容易了解，長期有月經困難症的煩惱，都是因為子宮肌瘤所引起的。

此外，一旦懷孕時，賀爾蒙分泌增多。由於受到雌激素的影響，使得肌瘤增大，以及依肌層內肌瘤形成的場所不同，可能成為流產、早產的原因，當然也會成為不孕的原因。

●朝向子宮外側增大的漿膜下宮肌瘤

這類的肌瘤是朝向覆蓋在子宮外側的漿膜方向而發育的。分為以下兩種形態。

①在子宮外側有凸出的瘤。

②在子宮表面形成蕈狀莖，在其前端發展出肌瘤（有莖漿膜下宮肌瘤）。

而形成的數目也各有不同，有時是一～二個，有時像山藥一樣凹凸不平，有時則連成一串好像鈴狀。

至於這種肌瘤的特徵，就是不會出現過多月經等子宮肌瘤特有的自覺症狀。因此，就算肌瘤很大，也不容易被發現。

當肌瘤增大到如嬰兒頭般大（十～十二公分）時，患者本身會觸摸到下腹部的硬塊，而自覺到下腹部有腫瘤感或膨脹感。

此外，增大的肌瘤會壓迫周邊的臟器，因而出現頻尿的現象，或是排尿時疼痛、腰痛等症狀。

但是，漿膜下宮肌瘤的數目並不多，並不會對子宮內膜和子宮腔內造成影響，所以不會成為不孕的原因。

●有時會引起莖扭轉或壞死的有莖漿膜下宮肌瘤

先前已經敘述過，有莖漿膜下宮肌瘤就是肌瘤有莖，屬於離開子宮本體所形成的肌瘤。這個肌瘤的危險性，就是有時會造成莖扭轉或壞死等變性。

由於有莖肌瘤在莖的部分變細，因此，只要在這個部分旋轉一、二次，就會形成扭轉（莖扭轉）。

當輕度時，不會覺得疼痛，但是一旦扭轉之後，就會產生劇烈的下腹痛、噁心，而引起休克的症狀。此外，也會引起這個部分的循環障礙，導致壞死。所以如果診斷確定，就必須立刻切除扭曲的有莖肌瘤。

當肌瘤急速增大時，血液供給不足，由於循環障礙導致營養不足，因此引起變性壞死。尤其當有莖肌瘤發生莖扭轉時，這種危險更大，而壞死後也會引起感染。

如果患者產生劇痛，就要趕緊送到醫院，切除引起壞死的肌瘤或子宮。

●朝向子宮內側增大的黏膜下宮肌瘤

覆蓋在子宮內壁的黏膜下方，並朝向內部發育的肌瘤，稱為黏膜下宮肌瘤。如果這個肌瘤有莖，則稱為有莖黏膜下宮肌瘤，而且就好像櫻桃一樣，肌瘤會垂掛下來。

黏膜下宮肌瘤的症狀，是只有肌瘤凸出的部分，在月經時會導致剝落的面積增大，所以容易引起過多月經，或是出現血塊。然而不只是在肌瘤大的時候，小的時候也會出現這些症狀，這就是黏膜下宮肌瘤的特徵。

此外，肌瘤表面黏膜會製造潰瘍，而成為不正常出血的原因。

若讓像這一類過多月經或是不正常出血長期持續下去，會引起慢性貧血，而變得倦怠，或者是出現下腹痛的現象。因此，如果覺得「怪怪的」，就要儘早接受婦科的診治，開始治療。

子宮肌瘤通常是依肌瘤的大小來訂定治療的方針，決定手術的時期，但是如果是黏膜下宮肌瘤，就算不是很大，可是症狀非常嚴重時，醫師大多會建議患者動手術。

●肌瘤凸出到陰道內則為肌瘤分娩

有莖黏膜下宮肌瘤的莖延長，就好像櫻桃一樣，垂掛到子宮腔內，或者是莖繼續延伸，使肌瘤從子宮口凸出到陰道內，這時便稱為肌瘤分娩。

其症狀是出血量非常多，在輕微時不見得會疼痛，只會長時間持續較多的月經樣出血，要在接受婦科診治之後，才知道是肌瘤分娩。

但是，有時也會引起大量的出血，甚至墊好幾片的衛生棉都不夠用。而且，這就好像胎兒要從子宮分娩出來似的，不但會產生類似陣痛般的劇痛，使得全身無法動彈，當肌瘤排出子宮外時，這個劇痛就會消失，因此命名為「肌瘤分娩」。

總之，因為出血量很多，容易出現貧血現象，當情況嚴重時，要先治療貧血，否則不能動手術。

肌瘤分娩依肌瘤的場所和症狀的不同而有不同，不過，大多需要動手術。

手術時，為了保存子宮，會綁住莖，只切除瘤的部分。但是如果肌瘤太大或是莖太粗，則整個子宮都要切除。

子宮肌瘤有時會出現續發性變化

子宮肌瘤屬於良性肌瘤，所以不會變化為癌症等惡性的腫瘤，可是也不能夠一直保持這個狀況，要長期的觀察經過。大部分的肌瘤都會出現續發性變化（二次的變化、續發變性），即隨著時間的消逝，外觀和組織會產生變化。

續發性變化包括玻璃化變性、紅色變性、石灰化、囊泡形成、脂肪變性、感染等。

在續發性變化中，玻璃化變性最常見，這是因為子宮肌瘤的血液循環障礙所導致。

與周遭正常的部分相比，肌瘤通常比較柔軟，因此，如果整個肌瘤或是其中一部分硬得好像玻璃一樣，就是玻璃化變性。

原則上，治療是將子宮完全切除，但是如果考慮到懷孕，在有必要的情況下，也可以只切除肌瘤。

紅色變性是肌瘤突然增大造成靜脈閉塞，使得肌瘤內部出血而變成紅褐色。在懷孕的時候，肌瘤會急性出現這種變化，但是如果沒有懷孕，就沒有這種急劇的經過，而會變為玻璃化或是石灰化。

當玻璃化變性再繼續惡化時，就會形成（囊泡形成）各種形狀的袋（囊泡），而囊泡中積存著膠狀物質。

石灰化以停經後的女性較多見。由於肌瘤的血流障礙，導致肌瘤變性而引起鈣的沈著，肌肉變得像骨骼、牙齒一樣的硬，也稱為子宮石。

前些日子，我一位停經後的六十二歲患者就有這種症例，她出現嚴重的下腹痛，而且在下腹可以觸摸到硬的東西。檢查時發現如鵝蛋般大的肌瘤已經變硬，變為石灰化，而且肌瘤出現莖扭

細菌性陰道炎

原本陰道就有自淨作用，能夠讓陰道內保持酸性，而且存在著無數的陰道桿菌，可以阻礙病原菌的發育。但是當這種自淨作用降低時，就會因為大腸菌、葡萄球菌等細菌而容易引起感染，造成陰道發炎，稱為陰道炎。

轉的現象。

看過內科、外科，終於在婦科找到了原因，用手術進行全子宮切除。

這位患者的肌瘤保持這種狀態，至少已經過了十二～十三年。

通常肌瘤在停經後會縮小，但是一旦石灰化之後，就不會縮小，所以才會作惡。不過，這位患者活到這個年齡，從來沒有生產或是檢診過，因此才會長期都沒有被發現。

將肌瘤打開一看，發現裡面有黃色脂肪積存，這種就叫脂肪變性，其原因為玻璃化變性或是壞死的結果所造成的。

感染則是由於**細菌性陰道炎**朝上方引起感染，波及到子宮肌瘤而產生的。

黏膜下宮肌瘤經常出現這種現象，這是因為黏膜下宮肌瘤這個部分的內膜變薄，所以容易感染。

發炎症狀從表面慢慢滲透到內部，有時會積存膿。至於疼痛，則是有的很輕，有的卻會出現劇痛，但大都是持續疼痛。

可以利用抗生素等抑制發炎和疼痛，然後再動手術。但是如果是立刻動手術，就必須充分注意手術後對於切開部的感染。

混合各種肌瘤的多發性肌瘤

在子宮體部和頸部出現各種肌瘤，稱為多發性肌瘤。

一個人的子宮中，有漿膜下宮肌瘤、肌層內肌瘤，還有黏膜下宮肌瘤……，而且有十個、二十個……非常的多。

我的患者因為治療不孕而來就診，結果發現大小二十三個多發性肌瘤，造成子宮底凹凸不平。雖然有這麼多肌瘤，卻不會威脅到生命，所以才稱為良性肌瘤。

4.7kg的多發性肌瘤（東京女子醫科大學附屬第二醫院婦產科）

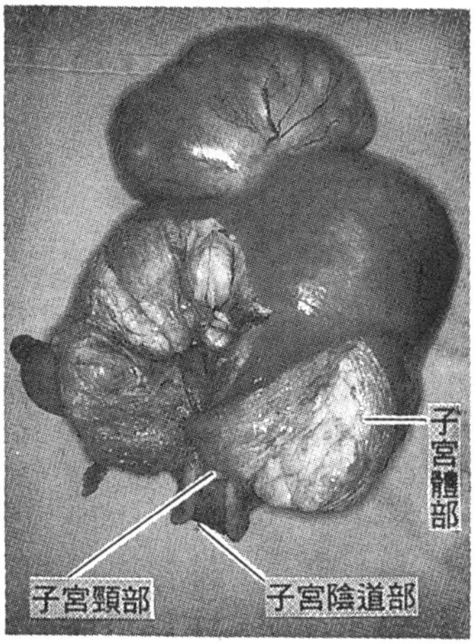

肉瘤

「癌」大致可分為癌瘤和肉瘤。發生於上皮細胞以外（非上皮）細胞的惡性腫瘤，總稱為肉瘤。包括惡性淋巴瘤、白血病、多發性骨髓瘤等血液的惡性腫瘤，多是上皮細胞以外的瘤，因此歸類為肉瘤的一種。肉瘤的成長迅速，破壞的浸潤性比癌腫瘤更惡劣，而且會迅速復發、轉移。

子宮肌瘤不會變化為肉瘤

以前有人認為**肉瘤**也是子宮肌瘤的續發性變化，不過，最近則認為「子宮肉瘤是原發性的惡性肉瘤，並非是由子宮肌瘤所產生的變化」、「子宮肌瘤與子宮肉瘤完全不同」，擁有這些見解的人佔大多數。

子宮肉瘤會有出血、下腹痛、腰痛、分泌物等與子宮肌瘤非常酷似的症狀，而且子宮也會增大，再加上醫師經由內診發現其大小或硬度都和子宮肌瘤非常類似，所以在最初的階段很難區別。此外，經由細胞診也很難發現。因此，很多的例子在最初都只被認為是「子宮肌瘤」，後來才發現是肉瘤。

曾有一段時期，肉瘤被視為是肌瘤的續發性變化，但是肉瘤的特徵是其增大的速度比肌瘤快很多，而且是惡性的。不過，肉瘤並不是多見的疾病，只佔肌瘤的百分之一而已。在我的醫院一年約有二百例動手術，而當中只出現一～二例。

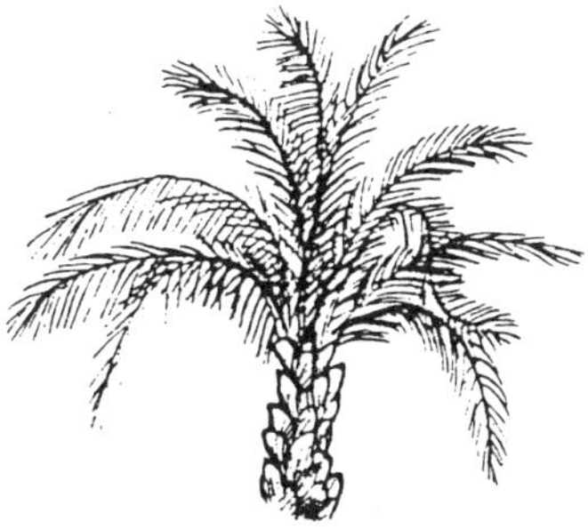

第三章　各種子宮肌瘤

第四章 子宮肌瘤的檢查與診斷

巧妙接受問診的秘訣

我曾提過好幾次，即使子宮長了肌瘤，只要在較早階段接受診察或檢查，並於專門醫師的指導之下觀察經過就可以了。然而，不論是動手術也好，觀察經過也好，總比一個人自個兒在那兒煩惱要安心得多了。

所以，如果覺得有「怪怪的」、「不對勁」等症狀出現時，千萬不要自己一個人煩惱或覺得難為情，一定要接受婦科的診察。

通常子宮肌瘤的診察會進行：①問診，②腹部觸診，③內診，④超音波檢查。

如果發現子宮肌瘤時，則配合患者的狀況採用輔助診斷法，包括CT、MRI、子宮輸卵管造影法、子宮探子診、子宮內膜診等等，但是CT、子宮輸卵管造影法、子宮探子診、子宮內膜診等，必須要確認沒有懷孕才可以進行。

綜合各種檢查結果，決定確實的診斷以及最好的治療法。

最初到醫院去的時候，要再次檢查自己的症狀，並事先記錄出現這些狀態的時間，就比較容易回答醫師的問診。

為了幫助正確的診斷，東京女子醫大的婦產科準備了一份問診表，內容包括主訴、以往罹患過的疾病、手術歷等與本人有關的事項，以及家族的病例等項目，並在初診之前由患者自己填寫。

問診內容包括：①初經、停經的年齡，②月經的狀態（週期、持續日數、量、伴隨月經的症狀等），③是否有懷孕、生產、墮胎經驗，④疾病或手術的既往歷，⑤是否有貧血狀態，⑥分泌物的狀態，⑦是否有不正常的出血等，這些都是診斷子宮肌瘤時不可或缺的項目。

有時當醫師突然問起，會想不起來，就必須要回溯老舊的記憶，所以，最好帶點事先做好的小抄到醫院去，這樣就能使問診順利進行，也較容易診斷。

內診就可以大致知道肌瘤的大小

問診結束之後躺在床上，由醫師直接觸摸腹部進行觸診。如果是大的肌瘤，經由觸診就可以發現，或者是經由觸診確認壓痛的程度等。

其次要進行的就是內診。內診包括「雙合診」、「雙手診」等，都是婦產科獨特的診察法。即使在畫像診斷普及的今日，要正確判讀出現在畫像上的狀態，尤其是要預測手術難易度時，內診都是不可或缺的方法。

內診是由患者躺在診察台上，醫師將一隻手插入陰道內，另一隻手則蓋在腹部，利用內外二邊的手指夾住而診察子宮或卵巢等。因為是使用二隻手，所以也稱為「雙合診」。

「婦產科名醫的手指長了眼睛」，所以如果是經驗豐富的醫師，經由內診就可以知道：①子宮或卵巢的大小，②是否有肌瘤，③肌瘤出現的場所，④子宮的活動性如何，有沒有黏連，⑤疼痛的程度如何，⑥子宮肌瘤的硬度，⑦是否為息肉狀，肌瘤是否堵住子宮口等等，都能夠因此掌握正確的病情。

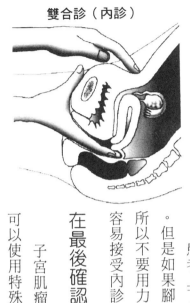

患者上了診察台之後很容易緊張，這種心情我也了解。但是如果腳伸直或是收腰就沒有辦法進行正確的檢查，所以不要用力，要慢慢的吐氣，讓全身放鬆，這樣就比較容易接受內診。

雙合診（內診）

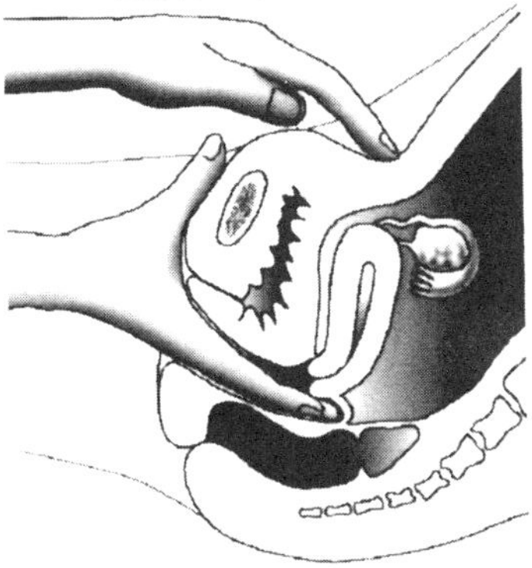

在最後確認時不可缺少的超音波檢查

子宮肌瘤經由問診和內診就可以大致發現，不過最近可以使用特殊的診斷裝置，將肌瘤的大小、位置、數目等，

子宮肌瘤的超音波像

橫切像

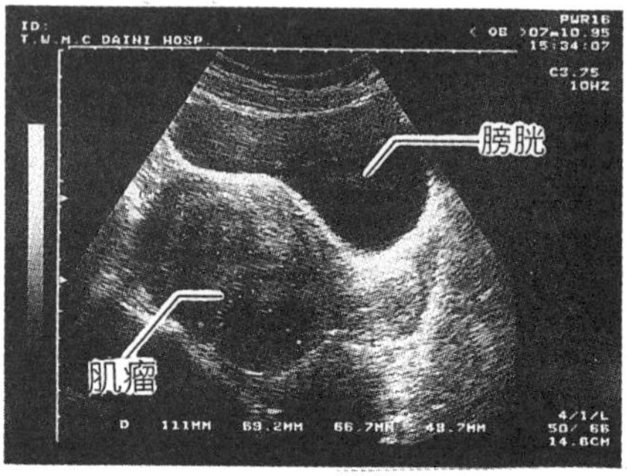

利用畫面表現出來，這種診斷法稱為畫像診斷，而其代表就是「超音波檢查」。

超音波檢查的正確說法，應該是超音波斷層攝影法或「echo」，是近年來迅速普及的檢查法。

這是利用超音波遇到密度較高、較硬的物質就會反彈回來的性質，將波型映在映像管的畫面上，來調查臟器正確狀態的方法。

如果從腹部上使用超音波檢查，膀胱必須要積滿尿液。因為是利用膀胱和子宮二者超音波像的差距來診斷，所以在檢查前盡量不要上廁所。

進行這個超音波檢查，就可以詳細測定子宮大小和肌瘤大小是○×○公分，而且對於肌瘤的種類、發生的場所、方向、數目，以及肌瘤的內容是否變性等，都能夠了解。

此外，也可以鑑別症狀非常類似的子宮腺肌症或子宮內膜症，現在也有**經陰道的方法**。

如果是沒有出現特殊症狀的肌瘤，在診斷時，醫師可以讓患者看著超音波像和照片，對患者說明子宮肌瘤的存在、觀察經過或者是要動手術的原因，這些都可以藉此順利的和患者商量。

你可以使用CT電腦斷層掃瞄或MRI等輔助方法

CT電腦斷層掃描為電腦斷層攝影法，是將子宮變成圓切的圖片，利用橫剖面的形狀便可看到。

子宮肌瘤大多經由內診和超音波診斷就已足夠，很少使用CT。但是，如果是進行巨大肌瘤的手術時，要確認黏連的狀況，或是用超音波無法做出確實的診斷，抑或是疑似壞死等續發性變化時，就可以使用這些輔助方法。

此外，也可以當成是與卵巢腫瘤鑑別的輔助檢查來運用。

而MRI則是磁器共鳴映像裝置，它並非使用放射線映出身體的內部，而且可以從縱、橫、斜等所有的方向攝影。

普通肌瘤的診斷，不需要使用到MRI。但是，如果是不孕

經陰道的方法

即指經陰道超音波（經陰道掃描式超音波斷層法），是將陰道內專用的發振器插入陰道內（參考九十頁照片），映出骨盆內的情形，並按照與內診相同的要領進行超音波診斷。此法不需要使膀胱脹滿，就可以得到鮮明的畫像，而能夠充分的了解子宮內膜症周圍的黏連、子宮頸部或下方的子宮肌瘤狀態，以及兩側卵巢或輸卵管的病灶等。如果是未婚、未生產的情形，則不採用這種方法，而是採用以往的超音波診斷法＝經腹部超音波來檢查。

經腹超音波診斷裝置

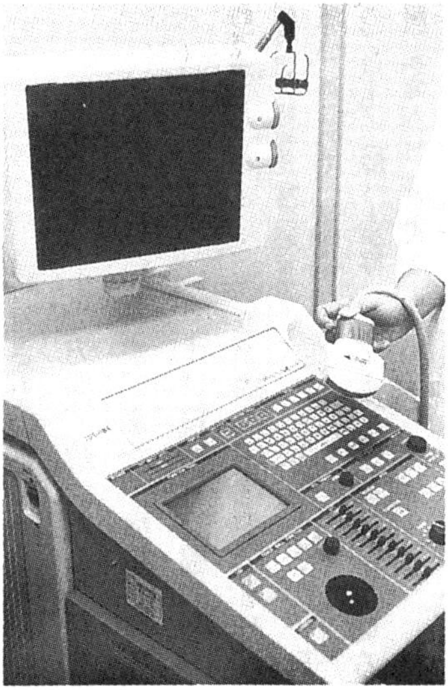

經陰道超音波診斷裝置
（手上拿的是超音波發振器）

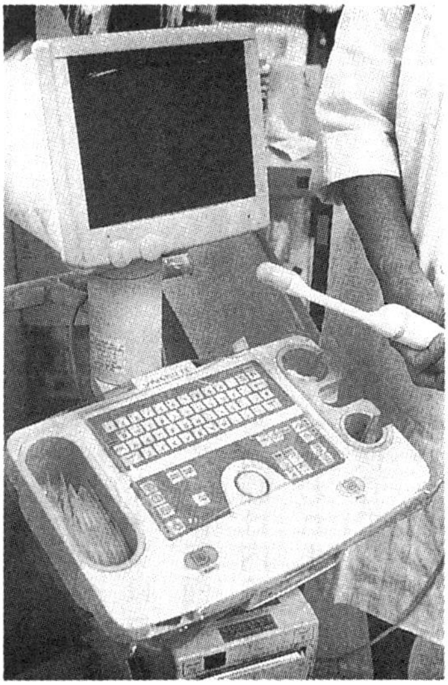

的人，或者是未婚者，為了保留懷孕、生產的可能性，因而只切除肌瘤，並在切除之後留下子宮，這在醫院術語上稱為妊孕性的溫存。像這些症例，MRI可以給與醫師以往的檢查法無法得到的情報，所以一定要進行這種檢查。

此外，也可活用於鑑別卵巢囊瘤與有莖漿膜下宮肌瘤，或者是鑑別肌瘤與子宮腺肌症等。

子宮輸卵管造影法是不孕原因診斷不可或缺的方法

子宮輸卵管造影法（HSG），是將含有碘的造影劑經由陰道注入子宮，用X光攝影骨盆部分的檢查法。此法可以了解子宮內腔的大小、輸卵管通過的情形，對於黏膜下宮肌瘤的診斷和不孕症的人、容易流產的人，因為要做原因診斷，所以絕對不可以缺少這種檢查。

子宮體部肌瘤的 MRI 像（縱切面）

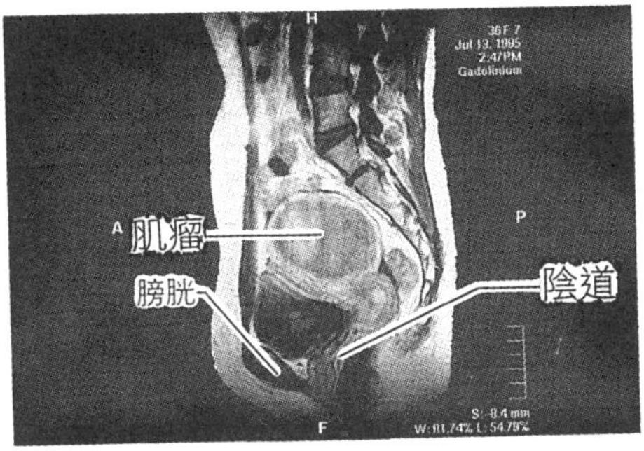

（橫切面）

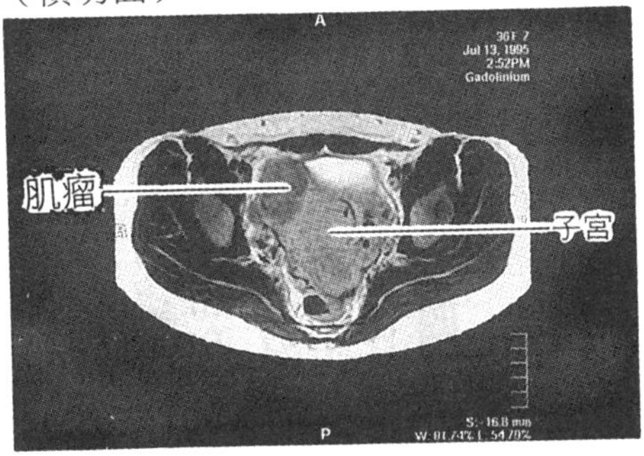

這個方法是利用映在畫像上造影劑的影子，就可以知道子宮的形成和內膜是否有凹凸不平、有沒有黏連，以及輸卵管的內側何處比較細、有沒有阻塞等等。而利用監控器的畫面就可以知道造影劑流動的速度等等，所以能夠做出確實的診斷。如果有腹膜黏連時，造影劑會聚集在一處，就可以立刻一目了然。

不過，現在為了診斷子宮肌瘤，很少一開始就使用這種方法，但是如果要調查不孕症或是流產原因時，就會進行ＨＳＧ。

使用子宮鏡鑑別黏膜下宮肌瘤與肌層內肌瘤

超音波診斷法有時很難鑑別黏膜下宮肌瘤與肌層內肌瘤，所以如果要做正確的診斷，就必須使用到子宮鏡。

子宮鏡包括子宮內腔鏡與硬性子宮鏡二種。

子宮內腔鏡就是一種內窺鏡（纖維鏡），即通過由外插入的細管，就可以直接觀察攝影子宮的狀態和骨盆腔內的狀態等，並將其映在電視上面的器具。

近年開發出來的子宮內腔鏡，比以往的更細，更具有彎曲性，因此，不需要進行頸管擴張，或是使用麻醉、單鉤鉗，只要經由門診就可以簡單的進行子宮腔內的檢查，而且能夠有效的發現黏膜下宮肌瘤。

硬性子宮鏡則比纖維鏡的畫像更鮮明，能夠高倍率放大，而且能夠到達希望到達的部位。

纖維鏡比較軟，所以遇到細小、狹窄的部分很難插入，尤其是有莖黏膜下宮肌瘤的莖的部分，很難掌握，這時就必須立刻更換為硬性子宮鏡，進行檢查。

調查子宮內腔的長度也能夠確認肌瘤

子宮探子診，是利用細長金屬探子伸入子宮內，診察子宮內腔的長度、大小及方向等。

通常子宮內腔約七公分，但是如果更長、更大、形狀異常，或是有抵抗感時，則疑似肌瘤。只要做這個檢查，就可以了解相當多有關黏膜下宮肌瘤的症狀，而有助於診斷。

為了與惡性腫瘤區別，要進行子宮內膜診

所謂切片檢查，是將前端帶有刮匙的細長金屬棒插入子宮內，採取些許的子宮內膜組織（搔刮），經由製作組織標本來加以檢查的方法。

藉此可以確認是否為癌細胞等惡性腫瘤。

診斷決定之後，就要對患者充分的說明

當以上的必要檢查結束之後，就必須要告訴患者確實的診斷結果，並對患者說明子宮肌瘤的種類和狀態，以及對這種肌瘤而言，何者才是最好的治療法。

最近盛行說明及同意的作法，所以，在次章的開頭就為各位探討這個問題。

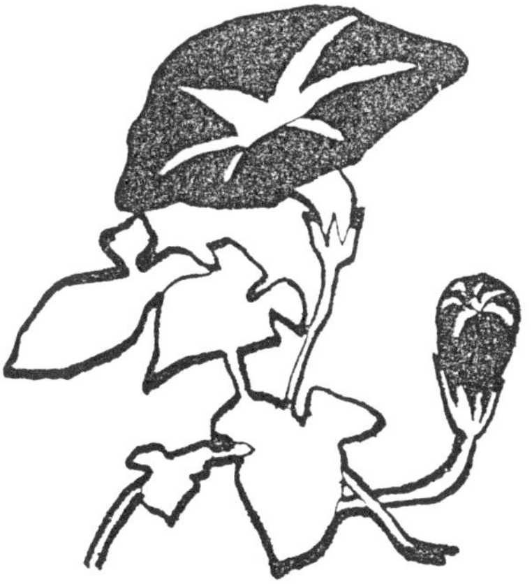

第五章

子宮肌瘤的治療法大致分爲三種

一聽到肌瘤，可能很多人立刻聯想到要動手術，必須要拿掉子宮，但事實並非如此。

當然難免會有必須要將子宮全部切除的時候，但有時則不需要動手術，只需觀察經過，利用對症療法減輕症狀即可，況且，也有只是使用手術去除肌瘤的情況。此外，如果是接近停經的年齡，也可以等待肌瘤自然縮小等方法。總之，是依各人症狀的不同，治療法也各有不同。

大致分為：①觀察經過，②利用藥劑縮小肌瘤，採用**對症療法**，③利用手術來處理等三種方法。

⑴觀察經過

先前說過，觀察經過並非放任不管，而是每三個月要到婦科診察肌瘤的狀態。因此，雖然是子宮肌瘤，但是仍然可以利用觀察經過的方法，而其條件如下：

①肌瘤比拳頭更小，而且沒有會引起貧血的過多月經或下腹痛等症狀。

②對日常生活不會造成妨礙。

③年齡比較輕，希望今後能夠有結婚、懷孕、生產機會的情況。

④在懷孕時發現肌瘤。

懷孕時原則上是不能動手術的，因為子宮含有很多血液，故手術時的出血會造成大量出血。

但是，懷孕時子宮有了肌瘤，依照其場所和大小的不同，有時容易引起流產和早產，有時會影響孩子的發育或是出現**逆產**，

對症療法　不對疾病的原因進行直接的治療，而進行減輕症狀的治療。

逆　產　亦稱為骨盆位。通常子宮內的胎兒是將頭部朝向子宮口，但是如果出生時不是頭部先出來，而是由腳朝向子宮口，則稱為逆產。

而且肌瘤也可能會阻礙產道，偶爾也會導致胎兒的斜頸和內翻足。

此外，因為肌瘤容易有異常的收縮（陣痛），所以會拉長生產的時間，導致產後子宮收縮不良，出血較多，恢復較慢。因此，醫師要謹慎的觀察經過，藉著藥劑治療或是安排產婦安靜住院等，平安無事的讓孩子生下來。

雖然懷孕中不能動手術，但是如果肌瘤狀態是可以切除，並且進行剖腹生產，那麼在生產的同時，就可以進行只切除肌瘤的肌瘤切除術。

⑤年齡接近停經時。

⑥有心臟病、糖尿病、高血壓、慢性腎炎、膠原病等併發症時。

⑵利用藥物療法來處理

子宮肌瘤的藥物療法，是試著用藥物使肌瘤縮小，這時，大多能夠改善因子宮肌瘤而引起的貧血、經痛、過多月經等症狀。

●縮小子宮肌瘤的方法

Buserelin 療法是使子宮肌瘤縮小、去除症狀的治療法，主要用來減輕症狀，可以將其當成是手術前的準備階段。其方法是在左右的鼻子噴醋酸 Buserelin（商品名 Suprecur），即使用這種點鼻藥。

停經前的患者可以使用到停經期為止，而手術前的患者則在想要事先縮小肌瘤時，可以使用。

但是因為有副作用，所以一定要按照醫師的指示，只限於必要的時間使用。

●改善子宮肌瘤症狀的方法

所謂對症療法，就是對貧血投以造血劑或鐵劑。如果有殘尿感或排尿痛，則使用膀胱炎的藥物。此外，也可以使用漢方藥。

對於經痛或過多月經有效的漢方療法，是使用桂枝茯苓丸、桃核承氣湯、當歸芍藥散等，可以消除淤血。

⑶ 建議動手術

①生產已經結束，而且肌瘤如新生兒頭般大。即使沒有明顯的症狀，但是大的肌瘤還是會壓迫周圍的臟器，而造成不良的影響。

②當過多月經或經痛嚴重，而且有強度的貧血，即使以飲食或藥物都無法治療，或者是服用鎮痛劑仍無法止痛的情形下。這時便與肌瘤的大小無關，醫師會建議動手術。

③當肌瘤成為不孕或流產（三次以上的習慣性流產）、早產的原因時。

在沒有懷孕的時候，只切除肌瘤，進行留下子宮的肌瘤切除術。

④如果出現莖扭轉或引起壞死，因劇痛而陷入**休克症狀**時。

⑤肌瘤出現二次性的變化，而且感覺疼痛時。

如果出現玻璃化變性、石灰化、紅色變性等續發性變化，或

休克症狀

因為各種原因，導致全身血液循環不良，而形成的急性危篤狀態。這時血壓會下降，脈搏跳動快而弱，臉色蒼白，如果放任不管會非常危險，因此要趕緊送到醫院，接受緊急處置才行。

者是肌瘤分娩時，就與肌瘤的大小無關，而必須動手術。

●各種手術的方法

如果在事前便已知道具體的手術方法，在接受醫師說明時，就能夠很容易了解其說明內容，也容易提出問題。

手術方法包括：

①將整個子宮切除的方法（全子宮切除術）。

②只切除肌瘤，而留下子宮的方法（子宮肌瘤切除術）。

就①的方法而言，拿掉子宮，當然沒有辦法受精，也就無法著床，所以無法懷孕。因此，不論是已婚、未婚，只要是希望懷孕的人，都應盡可能考慮②這種留下子宮的方法。

●子宮肌瘤切除術

如果並非病情相當惡化，必須利用全子宮切除術摘除子宮，否則便無法恢復健康的情況之下，就可以只採用子宮肌瘤切除術。

但是，由於這個手術必須要剖腹，將肌瘤一個一個拔出來，

子宮肌瘤切除術
（虛線為手術範圍）

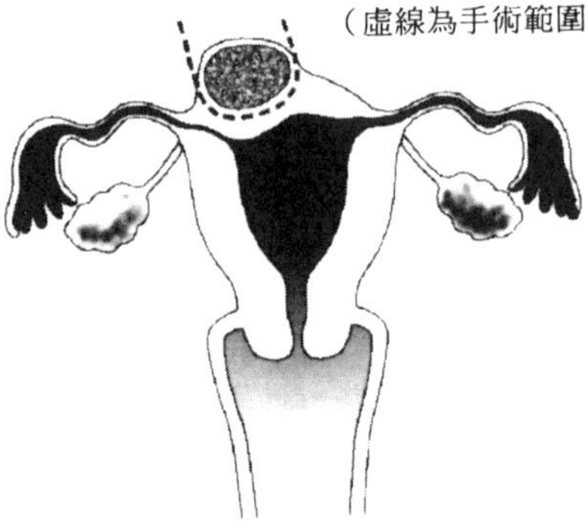

因此，在與全子宮切除術相比之下，其出血量較多，所以需要相當熟練的技術。

當子宮有很多肌瘤時，如果將其全部切除，就會露出子宮內膜。可是，這時立刻懷孕會造成危險，因此，為避免這種情形發生，會特地留下一些小肌瘤，甚至連肉眼都無法確認的小肌瘤芽也會留下來。

經過幾年之後，肌瘤會復發，而復發率每三人中就有一人，其機率相當高。

所以，子宮肌瘤切除術只是懷孕、生產結束前的緊急處置法，其目的是讓患者在幾年內都不用擔心肌瘤的問題。

●單純全子宮肌瘤切除術

這個手術是經由子宮陰道部，將其上方的子宮全部切除，有時甚至會連卵巢都要切除。

因為子宮全部切除，所以當然不會復發，沒有子宮內膜也沒有月經，可以從過多月經、經痛的痛苦和貧血中解放出來，可是

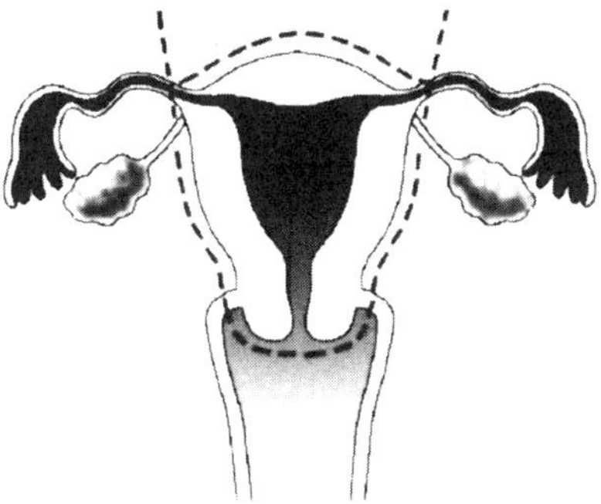

也不會懷孕。此外，因為沒有子宮，所以不用擔心會有子宮癌的問題。

與其因為子宮的喪失感而煩惱，還不如考慮這些優點，保持積極的態度比較好。

如果有子宮內膜症或骨盆內發炎，或者是子宮與卵巢黏連、腫大時，也必須要一併切除卵巢。如果切除了女性賀爾蒙分泌泉源的卵巢，即使年齡很輕，也會出現更年期症狀，因此，若非情勢所迫，否則要盡可能留下卵巢。

但是，即使切除了二邊的卵巢，失去了來自副腎分泌的賀爾蒙，仍然也可以利用補足女性賀爾蒙的方法，所以不需要感覺不安。

單純全子宮切除術有腹式和陰道式二種

去除子宮肌瘤的方法，包括剖腹的方法，以及透過陰道切除的方法。

（陰道式）

不必切開腹部，只須經由陰道切除子宮的手術法。一旦進行腰椎麻醉時，陰道就會伸展，所以可以進行這種手術。而且，進行這種手術不會在下腹部留下疤痕，手術後能迅速復原，對患者而言，優點比較多，但是遺憾的是，並非任何一種肌瘤都適用這種方法。

對於沒有生產經驗的人，陰道不容易伸展，而且如果是比拳頭更大的肌瘤，就沒有辦法切除了。這時如果想採用陰道式，就必須將肌瘤切成二～三個，再分別取出。如果因為子宮內膜症，而周圍有黏連的情況時，子宮的活動性不良，也不能夠進行這種方法。

此外，這個手術的缺點是手術時可見範圍太狹窄，當引起異常時，很難處理。所以，這個手術是需要相當好的經驗與技術。

（腹式）

這個手術法，是從肚臍朝下方的腹部橫切或縱切而進入腹腔。雖然取出子宮需要經過複雜的順序，但是卻能夠充分確認腹中的狀態，所以能夠確實進行手術。

況且，就手術的安全性而言，腹式當然比較好。

剖腹的方法包括縱切與橫切的方法

（縱切開）

從肚臍正下方到恥骨為止，切約十公分的傷口，就能夠看清楚子宮、卵巢、膀胱、直腸等的位置。如此一來，即使是大的肌瘤也能夠順利取出，就連黏連的場所也能夠確認。

但是，恐怕以後就不能穿比基尼泳裝了。然而過了二年以後，傷口疤痕就不會那麼明顯，況且最近也有將用線縫的皮膚以及利用釘書針固定，再加上用膠帶黏貼等合起來使用的方法，總之，盡可能不要留下任何疤痕。

（橫切開）

這個方法是從恥骨稍上方處，沿著恥毛生長的部分切十公分左右的傷口。由於這個位置可以被比基尼泳裝或是內褲遮蓋住，故具有美容上的優點。

子宮肌瘤手術的縱切開與橫切開

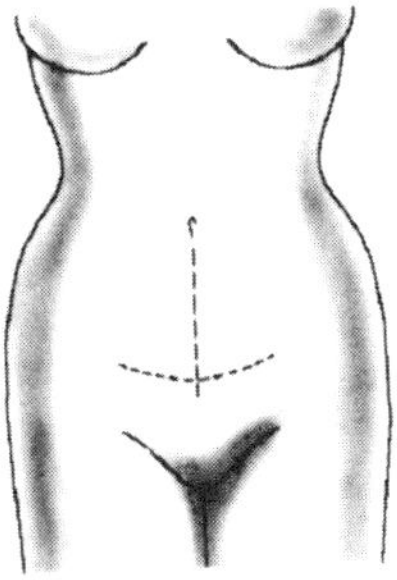

但是，可以看到的範圍遠不及縱切開的範圍，所以只限於子宮沒有增大很多，或者是卵巢沒有黏連的情況下，才可以使用。如果想要確認周圍的臟器，確實進行手術時，當然以進行縱切開的手術比較好。

【新的手術方法】

子宮肌瘤的腹腔鏡下切除術

最近備受矚目的新式子宮肌瘤陰道式手術法，就是腹腔鏡下切除術。

腹腔鏡是一種內腔鏡（纖維鏡），能夠直接觀察腹腔內的情況，或進行攝影，將其映在電視畫面上。

腹腔鏡下切除術不用剖腹，只要在腹部開個小洞，將腹腔鏡和手術器具放入，看著映出內部情況的監控電視，就可以進行手術。這個方法在外科領域已經用來進行膽囊切除手術，並且展現了許多的實績。

此外，在婦產科領域中，如果要剝離因為子宮內膜症而引起的黏連，或者是想要治療一種子宮內膜症，即血液積存在卵巢，而形成囊泡的巧克力樣囊瘤的手術時，也可以進行腹腔鏡下切除術。

子宮肌瘤的腹腔鏡下切除術，是利用腹腔鏡，藉著映像觀察腹部的情況，經由陰道取出子宮或肌瘤的方法。

這個手術需要高度的技術，而且要充分確保專門的成員，才可以進行。因此，想要在國內普及，可能還需要一段時間。

這個手術的方法是先進行全身麻醉，並從肚臍下方的部分切開小小五～十公釐的傷口，而且要在腹腔內灌滿二氧化碳，以確保手術所需的空間。然後從切開部插入專用筒，再放入腹腔鏡或手術器具等，而手術則是，看著利用腹腔鏡映出的監控電視畫面來進行。

然而，即使是利用這個方法進行手術，也可能會因為肌瘤的位置或黏連的程度而在中途變成剖腹式。一旦成功，其傷口很小，而且復原較快，但是目前能夠實施這種手術的醫療機構有限，並不是在任何地方都可以進行這種治療法。

第六章

要充分了解之後才能夠接受治療

非常重要的說明及同意

目前醫療現場最重視的，就是說明及同意（Informed Consent）和**生活品質**（Quality of Life）。在今日的醫療指針經常提到這二個字，相信很多人都曾聽過。

在此來探討與治療有關的說明及同意。當子宮肌瘤的診斷確定之後，在開始接受治療時，我們醫師和患者，以及其家人，便要展開共同作業，因此，說明及同意非常重要。

如果以患者的立場來解釋說明及同意，就是「經由醫師說明之後，同意進行治療」。

當然，對我們醫師而言，最重要的就是要簡單明瞭的對患者說明目前患者的肌瘤狀態、對於肌瘤該採取何種治療最適當，以及會產生的危險性及副作用，還有復原情況等等。

要消除患者的不安，使其了解，並鼓勵患者治療，所以醫師與患者之間的信賴關係非常重要。

患者在我們的說明和建議之下，自己決定採用哪一種治療法最好，然後醫師經由患者同意之後進行治療，這個新的想法就是說明與同意的主旨。

也就是說，不光是單方面的交由醫師來進行治療。像子宮肌瘤等女性的疾病，就特別需要經由說明，並且在患者同意之後，才能進行治療，這是比較理想的作法。

徵求第二個意見也不錯

不過，社會上的醫師很多，其中也許有的醫師會認為「外行

生活品質（QOL）

是指擁有適合各人生活習慣以及生活信條的生活方式。

人根本不懂」，而單方面的告訴患者要動手術等。

事實上，如果能夠建立醫師與患者之間的信賴關係也無妨。因為如果患者本身不了解，而處於一種「不得不被迫動手術」的被動形態時，則手術後只要有一點痛苦，都會產生被害者意識，而擁有過多的壓力與後悔。

在這種情況下，最好是找一個風評極佳的醫院，再接受一次檢查，並將其他醫師的診斷列為參考，這也是一種方法。這時，要老實的將理由告訴第二個醫院，而且若是能夠得到最初診斷的檢查資料，最好一併帶過去，不過，還是要以再度接受檢查的決心，去接受檢查。

在我的醫院裡，也有一些在接受其他醫師建議動手術之後，但為了謹慎起見，想要再接受診斷而來到此處的人。

雖然第二次的檢查結果還是有很多需要動手術，但是，可以詳細的加以說明，選擇患者同意的方法來做，或者是利用「我們這家醫院可以使用賀爾蒙療法，不必動手術也沒問題」等內容徵求患者的意見。我們非常了解患者慎重其事的心理，也知道徵求第二次診斷的第二意見，對於讓患者能夠了解、接受治療而言，並非不好的作法。

一旦決定動手術之後，夫妻要一起接受說明

經由檢查結果，認為手術療法是最適合的治療法時，最好是夫妻一起接受醫師的說明。

以前，曾有一些不了解女性疾病而覺得很厭煩的丈夫，但是現在幾乎已經沒有了。年輕夫妻是如此，即使是中年人士，也會兩個人一起出面，這的確是可喜的現象。

子宮肌瘤並不是會致命的疾病，但是因為與夫妻問題有關，所以丈夫對這個疾病也應該要有正確的了解，並且要不斷的支持妻子才行。

在手術前的說明時，如果夫妻有疑問，或者是有不了解的地方，一定要充分的和醫師商量。因為手術一定要用適合患者的方

瘢痕體質　天生屬於容易出現瘢痕的體質，會因為手術、外傷、燙傷等，使得疤痕發紅、隆起，是很難痊癒的體質。

法來進行，所以對於手術法的事情、傷口的問題、後遺症的問題、有工作的人對於重新回到工作崗位的標準等等，都要好好的詢問。

此外，如果是**瘢痕體質**或有對藥物過敏等特殊體質的情況時，必須事前告訴醫師。雖然目前並沒有完善的預防方法，但是如果知道有這種情況，也能夠謀求對策。

即使切除子宮，女性仍是女性

先前已經談及過，在國內有很多夫妻認為：「拿掉子宮後會沒有女性賀爾蒙，就像男人一樣，是不是也不能夠進行性行為了呢？」在此，我想為各位說明一些正確的知識。

因為子宮肌瘤而拿掉子宮的手術，基本上只是去除子宮，所以如果卵巢正常，就要極力留下卵巢，而且陰道也能夠維持原狀。

更何況製造女性賀爾蒙的並非子宮，而是卵巢。因此，就算沒有子宮，除了的確沒有月經之外，卵巢仍然能夠維持以往的作

卵巢缺落症狀

這是在左右兩邊的卵巢切除時容易引起的症狀。失去卵巢之後，女性賀爾蒙分泌突然停止，因此，原本需要花好幾年才會平穩來臨的更年期症狀（臉發燙、血氣上衝、頭重、頭痛、肩膀酸痛、失眠、多汗、情緒低落、性慾減退等）便突然一起出現。

用，持續製造女性賀爾蒙，所以還是能夠維持女性的狀態，而且更年期障礙也不會提早來臨。

對於全子宮切除，很多男女直到現在還有錯誤的想法，認為「沒有子宮就不是女人」。一定要排除這種想法，而且要了解手術後對於性行為並不會造成任何弊端的。

做丈夫的一定要了解疾病，並且經常鼓勵妻子、支持妻子，這樣才能夠使妻子的精神狀態穩定，使得手術經過良好，手術後迅速復原。

就算因為子宮肌瘤手術而切除了兩邊的卵巢，但是人體的構造是非常精巧的，副腎仍然會提供少量的女性賀爾蒙。此外，如果是**卵巢缺落症狀**，則可以藉著女性賀爾蒙及漢方藥的投與而度過難關，所以不用擔心。

即使拿掉子宮，對性行為也不會產生阻礙

關於這一點，在手術後的性生活這一部分，還會再為各位談

廣泛性全子宮切除術　為子宮癌Ⅰb期、Ⅱ期的治療法。是將子宮及其周圍組織深入切除，直到骨盆壁，也會切除一部分的陰道，同時會進行清掃淋巴結的淋巴結廓清術。

及，各位一定要了解這個問題。

因為子宮肌瘤而拿掉子宮的手術法，就是單純全子宮切除術，這和子宮癌時的**廣泛性全子宮切除術**不同。這個方法是只切除子宮，而陰道仍然維持手術以前的狀態，不會有長度變短、變狹窄、變鬆弛、沒有滋潤性……，完全沒有這些現象出現。因此，不會對手術後的性行為造成任何阻礙，只要醫師做出ＯＫ的手勢，就不用擔心，可以再度擁有性生活了。

以最佳的體調面臨手術

如果不是緊急的狀況，最好考慮患者的家庭情況、工作問題等，配合希望來決定動手術的日子。

這是因為一旦決定住院之後，主婦不在家，可是主婦必須要做的事情很多，所以，在這段期間要安排幫忙的人，還有家事的照顧、家中的整理、衣物的洗滌、拜託鄰居幫忙等等，都要在手術前就安排好。因此，主婦根本沒有機會休息，反而到處走動，結果在疲累的狀態下住院。

雖然子宮肌瘤手術不會危及生命，不過，事實上卻是非常辛苦的手術。況且手術前的體調對於手術後的復原會造成極大的影響，所以必須要全家人互助合作，將患者的體調調整到最佳的狀態才行。

第七章 從出院之後到回歸正常的生活爲止

出院後一定要接受檢診

對於出院的日程，以及關於出院之後的檢診等問題，依醫院的不同而有些不同，一定要遵從主治醫師的指示。

就我的醫院來講，子宮肌瘤手術大約在手術後十天就可以出院。而在出院之前，為了得到出院許可，一定要接受檢診，並且必須由主治醫師指導患者有關出院後日常生活的問題。

至於出院後的檢診日程，患者可在回家之後過一週的生活，並於一週後再度看門診，接受檢診。

依患者狀態的不同，必要時會個別指定日後檢診的日程。如果傷口癒合不良，或出現膀胱炎、腎盂炎等併發症，抑或是兩邊卵巢都切除的情況下，則以後還要接受幾次的檢診。

出院後若出現以下的症狀，要儘早接受診治

子宮肌瘤的手術不像癌症手術一樣，在手術過後還需要長期、定期檢診。但是，如果在手術後的檢診結束之後，有出現以下的症狀，就要儘早接受診治。

①性器出血，或伴隨惡臭及發癢的分泌物增多時

全子宮切除術，是經由子宮陰道部將其上方的子宮切除，並在其切口的陰道斷端縫合。可是在這個部分的傷口完全癒合之前，會持續少量的出血。

然而，在這個情況下有可能會引起**念珠菌陰道炎**，因此，如果突然出血或是分泌物增加時，千萬不要放任不管，一定要接受診治才比較安心。

念珠菌陰道炎

也稱為陰道念珠菌症，是由念珠菌等真菌所引起的陰道炎。由於糖尿病或懷孕等，而對於病原微生物的抵抗力減弱時，或者是使用抗生素、陰道內的酸性度降低，也可能是與受到真菌感染的人進行性交等，就會引起念珠菌陰道炎。其主要症狀包括分泌物異常、外陰部發癢等。

②傷口及下腹部疼痛強烈時

不光是子宮肌瘤，只要動了大手術之後，在天候不佳的日子或是寒冷的季節裡，患部經常會疼痛。如果使用用後即丟的懷爐保暖，或者是泡澡等充分保持溫暖的方法，仍然不能減輕症狀時，就要接受診治，並請醫師開鎮痛劑等處方。

③傷口出血時

④身體倦怠、容易疲勞、沒有食慾時

近年來對於輸血血液的檢查已經非常嚴格，所以不用擔心，但是如果出現這些症狀時，就可能疑似手術後肝炎。

⑤有膀胱炎的症狀時

拿掉子宮之後，會對相鄰的膀胱造成影響，而引起排尿問題、感覺不到尿意，或者是排尿不清爽的情形。這時，只要多攝取一些水分，在產生尿意之後就不要忍耐，立刻排尿。

尤其是當排尿時出現疼痛或有殘尿感、尿意不斷、尿混濁等症狀時，就有可能是引起膀胱炎，要儘早接受診治。

膀胱炎

屬於膀胱黏膜發炎的疾病，大多是因為大腸菌、葡萄球菌等細菌感染膀胱黏膜所引起的。其症狀包括頻尿、排尿痛、尿混濁、血尿等。

⑥頑固的便秘無法痊癒時

因為手術而將子宮由腸剝離，所以在腹部會感覺到腸鬆軟的移動著。還有，雖然有時也許會覺得腹部疼痛，但大約在二～三個月內就可以痊癒。此外，動手術時容易有便秘的傾向。

便秘消除法，就是多吃纖維較多的蔬菜或水果，每天早上喝一杯水、鹽水或牛乳等，而且每天要在決定好的時間去上廁所，千萬不要忍耐便意，要適度的做運動，並多花一點時間慢慢的用餐。如果還是無效時，要在形成習慣性便秘之前接受診治，請醫師開緩瀉劑等處方。

為了回到原先正常的生活，要讓身體慢慢習慣

如果出院一週後的檢診恢復順利時，就要讓身體習慣，慢慢的回到住院前的生活。

很多人會認為「出院＝完全治癒」，但是很多人會說：「身體不像以前一樣行動自如。」事實上，想要完全恢復到以往正常

的生活，就算是經過順利的人，最快也要手術後一個月，而一般大約需要花二個月的時間，所以不要勉強、不要焦躁，要慢慢的復健。

在出院之後會有一段時期，即使是平常就能夠做的家事，也可能都沒有辦法隨心所欲的做。

患者經常在檢診時會說：「會頭暈」、「頭昏腦脹」、「肚子發脹」、「腹部無法用力」等，但是這些症狀都會逐漸復原，而恢復元氣。

●秘訣是慢慢的增加做家事的分量

就洗衣服而言，要從利用洗衣機洗一些小件的衣服開始。最初的量盡量少一點，以便減少站立的時間。不過由於現在大多是全自動的洗衣機，所以在這一點上會比較方便、輕鬆。

不在家時也許積存了相當多的衣物，當然不能放任不管，但是暫時不能夠拿重物。

打掃則可以使用吸塵器，並在不會疲累的範圍內打掃。至於蹲下來擦地或是清洗浴缸等等的動作，因為會產生腹壓，儘可能不要做。

家庭主婦看到家中亂七八糟的，當然會很在意，所以有時會勉力而為。然而，過度的勞動會使好不容易即將痊癒的傷口延遲復原的時間。

煮飯就從簡單的早餐開始，然後慢慢延長站立的時間，等到不會感覺疲累之後，也可以自己做晚餐。

平常的購物，大約要在手術過後一個月，才可以自己出門購物。

最初先到附近去購買單手可以拿的東西，一定要慢慢習慣才行，絕對不要經常上下樓梯。

如果到菜市場去購買食品、蔬菜，由於貨物非常重，提回來會造成腹壓，因此，最好由家人陪同一起去購買。

如果在出院之後，就立刻到遠處的百貨公司去購買一些慶祝出院的用品，而長時間走路或者拿重物，會使症狀惡化。因此，要經常和自己的體調多協調，遵守毫不勉強的行動範圍。

在休養時，復健最重要。一旦感覺疲勞時，就要立刻躺下來。而且每天要有足夠的睡眠，並要努力恢復體力。

通常在出院一週後的再診時，醫師就會允許患者泡澡。在此之前，不要進入浴缸內，要使用淋浴的方式清潔身體。

陰部不要使用肥皂，只要用溫水清洗即可，而且絕對不可以用力摩擦創部。

此外，在淋浴時也可以洗髮。泡澡可以促進全身的血液循環，對子宮肌瘤手術後的復健而言，是不可或缺的。如果在寒冷時覺得傷口疼痛，或者是肚子發脹時，就可以利用泡澡的方式讓身體溫熱，使得症狀減輕。另外，也可以巧妙的活用泡澡劑。

在家庭中泡澡當然沒問題。除此之外，在手術後過了二～三個月，當丈夫得到休假時，也可以一起到附近的溫泉去好好的泡個澡，這也是很好的復健。

在腹肌力復原之前，要使用鐵衣

動過腹式子宮切除術之後，會使得腹部陷凹，腹肌力較弱，光是站著或走路，體重就會造成腹部的負擔而引起腹部發脹。因此，為避免造成腹壓，在手術後一個月儘可能不要出外購物，理由就在於此。

在手術剛過後，下腹部的傷口不痛時，可以鬆鬆的裹上腹帶。而出院之後則要穿鐵衣，或使用較緊的束腹，如此可以補強腹肌力，步行起來比較輕鬆。

利用這些東西可以強化腹肌，並隨著步行距離逐漸拉長之後，順利的恢復原先的生活，如此便能夠重新擁有回到職場的體力。

一個月後才能開車，二個月後才能運動

雖然開車比走路更輕鬆，但是以同樣的姿勢駕駛時，下腹部

會緊張，反而會產生苦重感。此外，如果是手排車，因為要經常換踩油門與離合器，或者是換檔，這些對於腹部都會造成極大的影響，所以要在狀態穩定的手術後一個月，再開車比較好。

住院生活或靜養生活會使妳暫時離開車子，所以在反射神經還沒有復原之前，要以新手駕駛的心情，謹慎的開車。

騎自行車時，由於腹部也必須要非常用力，所以在手術後過一個月才可以騎自行車。如果載重的貨物或者是載小孩，會造成更大的負擔，因此，最好從到附近購物的程度開始，慢慢習慣。再者，如果騎自行車或摩托車時腹部會感覺發脹、疼痛時，就表示還不可以做這些運動。

在手術經過二個月之後，才可以再度展開運動，但還是要讓身體慢慢習慣。最初要慎重的觀察體調，時間要短，並斟酌狀況來進行。

但是，像打高爾夫球或是爬山等，即使在手術後過了較長的時間，還是不要在酷寒或酷暑的季節開始從事這些運動，要選擇在舒適的季節中輕鬆的展開行動。

手術後過了二個月可以進行性行為

為了消除所有的不安，再度展開性行為，我的標準是「手術後二個月」。在這段時期中，身體的內部已經完全癒合，不會因為刺激而產生出血或疼痛感。

就機能面而言，與手術前完全相同。而且根據許多問卷調查的結果，大部分的人都是回答「不變」。

就好像日常生活恢復原狀一樣，性行為也可以恢復原狀，所以完全不用擔心。然而，不論是誰，在再度展開性行為時，都會感覺到不安。可是過了半年之後，由於不必擔心避孕的問題，反而比以前更能享受性愛之樂了。

有的人會以手術為關鍵而不再有性行為，但我想這是因為夫妻已經到達了這個年齡吧！

手術三週後回歸職場

現在的職業婦女增加了，因此，對於動過子宮肌瘤手術之後，到底要經過多久才能夠回到職場呢？這是患者非常關心的事情。

有時因為職場的情況，很多人沒有辦法取得長期的休假，不過至少在手術後要休息三週。

如果不是坐辦公桌，而是經常需要站立的工作，儘可能在手術後一個月再回到職場工作。

要讓職場的同事了解，並且花一點時間習慣之後，慢慢的上班。剛開始時，只有上午工作，可以早退，或者是隔一天上班、避開塞車的時間，以彈性上班的方式上班，並慢慢的儲備體力才行。

逐漸發胖不是手術的影響

很多人在手術後會發胖，但原因並非來自子宮的切除，也許是正好與容易發胖的更年期時間吻合，或者是在靜養中運動不足，再加上為了儲備體力，而攝取營養價較高的食物所致。由於消耗的熱量和攝取的熱量不平衡，就會逐漸發胖。

這個情況，和以前一個月當中有好幾天因為嚴重的過多月經或下腹痛等症狀，而缺乏食慾的日子相比，現在體調很好，食慾旺盛，甚至可能吃點心。

不要把發生在身上的不好現象，全都歸咎於動手術。要仔細檢查自己吃的東西，也許就可以找到是因為吃得過多等其他原因所造成的。

克服心理問題才能完全治癒

手術後，患者會產生各種心理問題，這是不容忽視的。過了一年之後，大家都忘記了當時的痛苦，能夠謳歌健康的中年生活，所以不用擔心。但是，在剛出院後的一段時間，可能會非常憂鬱。

在剛出院後容易發生的，就是發現自己即使稍微做家事，都有無能為力的狀態。這時，會感到一陣愕然，並且深受打擊，而造成情緒不穩定。但是，如果不斷鼓勵自己，勉強自己工作，對身體又會造成不良影響。這對於愈是認真的人，愈容易陷入這種狀態中。

但是，這種問題過了半年就能解決，而且能夠和手術前一樣做家事，所以完全不用擔心。

其次，就是子宮喪失感。沒有月經讓自己感到非常迷惘，看到生理用品時突然感到有點落寞……，感覺到自己已經不是女人，而覺得憂鬱。

先前已經說明過，切除子宮的女性仍然是女性。當感受到女性的魅力時，有誰會想到子宮的問題呢？即使沒有子宮，可是妳的魅力並沒有減少。

再者，就是「手術會引起夫妻間的危機」這種不負責任的說法，會造成不必要的不安。

事實上，有很多完全相反的情形。大部分的夫妻，兩個人都能夠接受手術的結果並度過難關，反而能夠加強夫妻之間的繫絆、關懷。

當身體衰弱、情緒低落的時候，一點點的話語都可能會觸動纖細的情緒。但是，隨著體力的恢復，並且重新調整心情，就能順利度過難關，所以一定要相信自己的丈夫。

此外，對於自己的體調或恢復度的期待水準不要太高。雖然在醫師看來，恢復的情況已經非常順利，但是有的患者仍然會不滿意，而一旦覺得不滿時，就會病由心生。所以，要經常抱持積極的想法，就算是一點點小事，也要想「今天能夠做到這個地步已經太棒了」、「今天做這件事情，可是肚子卻不會發脹」，有這種想法比較好。

俗話說：「要珍惜你所得到的。」要重視好不容易拾回的健康，以積極的態度面對自己嶄新的人生。

子宮肌瘤的Q&A

Q 現年五十一歲，還有月經，因為肌瘤的關係造成過多月經，而有貧血的現象。如果不動手術，可以一直等到停經期的來臨嗎？

希望盡量忍耐……。雖然症狀相當嚴重，但是拒絕動手術的人，一百人中就有二人。當然，最後還是要尊重本人的意志。

A 然而，如果持續貧血，在不知不覺中對於心臟的負擔就會增大。而且，雖然是良性的子宮肌瘤，不會危及生命，但是就算到了停經期，也不見得症狀就能夠痊癒，結果是本人最痛苦。就我們醫師的觀點來看，到停經之前採取觀察情況，原則上只是肌瘤較小，沒有症狀出現時，才會做這種決定。

Q **四十歲主婦，肌瘤還小，因此要觀察經過，並注意食物等問題。有沒有不需要動手術，就能夠一直維持到停經期的方法呢？**

A 由於子宮肌瘤形成的原因不明，目前也沒有辦法發現遏止肌瘤成長的方法。因為知道與女性賀爾蒙有關，所以利用賀爾蒙劑不使其增大的方法（參考九十八頁），也是一種治療法。

飲食生活和子宮肌瘤的發生與預防到底有何關聯，目前並沒有任何證明其因果關係的報告出現。

但是，均衡的飲食能夠創造身體的抵抗力，同時也不容易出現貧血等併發症，所以也要注意飲食。

現年四十歲，距離停經期的時間還很長，所以不動手術只觀察經過也許比較勉強。但是，如果肌瘤成長緩慢，而且沒有出現症狀，甚至一生都不知道肌瘤的存在。或許妳就是這麼幸運的人吧！總之，要以積極的想法面對一切。

Q **母親和阿姨、姐姐都因為子宮肌瘤而動手術，也許我也……。一直有這種強烈的想法，有沒有什麼預防的方法呢？**

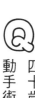

A 我們也很希望能夠有預防子宮肌瘤的方法，但是很遺憾的，目前的研究還沒有辦法達到這一步。我再說明一次，肌瘤本身的發生原因目前還不了解，甚至不知道肌瘤是不是會遺傳（參考六十五頁），所以也不知道預防方法。

糖尿病會遺傳、高血壓會遺傳、癌症也有家族性的遺傳問題，因此，也許妳會想肌瘤是不是也有遺傳的問題出現。不過，目前並沒有任何的證明，所以不要太擔心。

只要定期接受子宮癌的檢診，就能合併早期發現子宮肌瘤。如此一來，對於各種症狀就能夠儘早加以應對，不會因為嚴重的經痛或是需要輸血的貧血而痛苦，而這也是目前惟一的預防法。

Q 聽說有人過了七十歲才動子宮肌瘤的手術，肌瘤不是到了停經期之後就會消失了嗎？

A 這是大家的誤解。肌瘤不會因為停經而消失，而是由於整個子宮縮小，所以肌瘤也會縮小，因此並不會變成沒有。

例如，如拳頭般大的子宮，有一顆如乒乓球般大的肌瘤，但因為停經使得子宮縮小，肌瘤也跟著縮小為拇指般大。

七十歲的人可能原本就有較大的肌瘤，在停經時縮小為雞蛋般大，而且已經石灰化（參考七十九頁）了。因為這種影響而產生強烈的下腹痛，並且壓迫膀胱，出現血尿等症狀，所以必須要動手術。

像我最近動手術的患者中，有一位六十一歲且得了體癌的患者，她自己完全不知道，可是在拿掉的子宮中，卻有如雞蛋般大且石灰化的肌瘤。

Q 肌瘤突然增大，是不是什麼不好的徵兆呢？

A 子宮肌瘤一直保持良性的狀態，並不會突然增大。如果有突然增大的現象，表示可能是肉瘤或者是其他的惡性腫瘤。

肉瘤與肌瘤，其細胞的發生母體相同，因此，即使是病理學的專門醫師有時也很難區別。最近一位二十七歲患者的例子，她在最初的診斷時，進行肌瘤切除術。但是不到一年，肌瘤又長大了，而這一次切除的標本經由詳細檢查之後，發現是肉瘤。

擁有肌瘤，而且要觀察經過的人，大約每三個月或半年就要接受一次檢診，其目的就是要觀察肌瘤大小。如果突然發大，就要注意了。

只要不是惡性腫瘤，則有可能是賀爾蒙平衡失調，或者是服用藥物造成的。

Q 月經量很多，證明自己還很年輕，不過聽說這是肌瘤的主要症狀，因此突然感到害怕。到底何種程度的出血量必須要注意呢？

A 我是以血液中是否摻雜凝血塊當成判斷的基準。就算是外行人一看也知道是血塊，所以如果出現凝血塊，表示是過多月經。如果經痛等症狀輕微，還是要趁早接受醫師的診察比較安心。

如果和姐妹或同年齡的朋友討論肌瘤的問題，可以和她們談一談出血量和月經量的問題，就可以估計自己的量到底是何種程度。

Q 聽說有子宮肌瘤容易貧血，貧血會出現何種症狀呢？

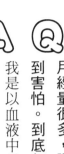

A 身體倦怠，容易疲倦，而且由於會對心臟和肺造成負擔，因此會感覺心悸和呼吸困難。還有起立性昏眩、頭暈、下肢浮腫等現象，血紅蛋白不到12g／dℓ，則被診斷為貧血。女性的貧血大多是缺鐵性貧血，其原因首推子宮肌瘤。如果沒有什麼特別的胃潰瘍、流鼻血等症狀時，首先就必須要懷疑是肌瘤，並接受檢查。

在進行公司的健康診斷或是成人病檢診等時，會檢查貧血，在這個時候發現肌瘤的例子也很多。

Q 因為子宮肌瘤而引起的貧血，可以用食物改善嗎？

A 只有在懷孕的時候攝取鐵質較多的食物，才能夠改善貧血。但如果是子宮肌瘤所引起的貧血，光靠飲食是來不及的。

血紅蛋白的正常值是11g／dℓ，如果是在這個範圍的人，食物可以產生一些效果。不過，因為每個月都會有月經，總是在覺得好不容易恢復時，又因為過多月經，而使得數值又減少了。

有肌瘤的人，有的人血紅蛋白為7～8g／dℓ，如果減少到這個地步就很難復原了。此時要遵從醫師的指示，長期服用鐵劑，或者是利用造血劑的注射等，持續治療。至於食物只不過是輔助品而已。

在我的患者當中，甚至有的人血紅蛋白在3g／dℓ以下，在這種狀態下，當然要住院進行輸血才行。

Q 聽說市售的健康酒和健康飲料中，含有少量的女性賀爾蒙劑，長期服用對肌瘤會不會不好呢？

A 雖然不能逐一的確認其成分，但是，有時一些健康酒或健康飲料的確含有少量的女性賀爾蒙劑。如果是為了恢復元氣或是恢復青春而長期服用，因為受到女性賀爾蒙的影響，可能會使一旦縮小的肌瘤又再度增大，所以絕對不要胡亂使用，這點要特別注意。

Q 因為子宮肌瘤造成經痛嚴重，而服用鎮痛劑，會不會成為習慣性呢？

A 只在月經時一次服用一～二顆，不會變成習慣。關於經痛，忍耐不是美德，而且忍耐疼痛沒有任何的優點，因此要儘早服用比較輕鬆。

市售的鎮痛劑有作用於腦神經而抑制疼痛的鎮痛劑，以及抑制造成疼痛原因的子宮收縮鎮痛劑。

因為子宮肌瘤而引起的經痛，服用任何藥物都可以，所以要選擇對自己有效的藥物。

Q **煙酒對子宮肌瘤會造成影響嗎？**

A 煙和肺癌、酒和肝臟病的因果關係，是否會出現在煙酒和子宮肌瘤的關係上，目前完全不得而知。而煙或酒對於肌瘤的發生或成長，是否會造成影響，目前也不明白。

但是，月經中喝酒或是血管擴張容易造成出血量增多，會助長過多月經，所以最好不要喝酒。

Q 三十三歲拿掉子宮，擔心更年期症狀會太早出現……。

A 在患者所問的問題當中，問的次數最多的就是這一種。所謂的更年期障礙是拿掉卵巢而產生的，即使是將子宮全部切除，只要留下卵巢，就不會使更年期提早來臨。就算留下一邊的卵巢，也會分泌女性賀爾蒙，而不會出現更年期症狀。如果偶爾有人的更年期提早出現，也不是因為拿掉子宮的緣故，而是因為卵巢的機能減退所造成的。

Q 過敏體質動手術也無妨嗎？

A 當然，如果對於盤尼西林等抗生素或者是造影劑中所含的碘，以及手術中所使用的消毒藥會過敏時，在手術前一定要仔細的檢查。若是無法使用時，可以用其他的物質代替，完全不用擔心。

對於個別的過敏反應，患者的申告非常的重要，不可以對過敏症掉以輕心。因此，自己對於何種物質過敏，一定要告訴醫師，這一點非常重要。

Q 即使有糖尿病宿疾等併發症，也可以動子宮肌瘤手術嗎？

A 糖尿病患者一定要和內科醫師一起會診，檢討手術的可能性。如果檢查血糖時的狀態不好，首先必須利用胰島素治療等控制血糖值，並在狀態好的時候才可以動手術。

除了糖尿病之外，有狹心症、心肌症等心臟疾病的人，或者是因為高血壓而服用藥物的人、有甲狀腺疾病的人、有血液疾病（惡性貧血、血小板減少性紫斑病）的人等，必須要等到其併發症恢復至可以動手術的狀態時，才能夠進行子宮肌瘤的手術。

子宮肌瘤是良性的肌瘤，因此要等到併發症保持較好的狀態時，再動手術。這時必須由內科、婦科、麻醉科的醫師互助合作，在最佳體調的狀況下進行，就可以防止不測的事態發生，而且手術幾乎都能夠成功。

因為心臟病而植入人工瓣的人，也有子宮肌瘤手術成功，完全治癒的症例出現。

Q **拿掉子宮之後，每個月排卵的卵子何去何從？**

A 由於輸卵管的起始部被綁住，因此，由卵巢排出的卵子沒有辦法再往前走，而進入腹腔被腹膜中吸收，就好像平常沒有懷孕時的卵子一樣。

此外，有人會問：「沒有子宮會不會引起子宮外孕呢？」關於這點，由於陰道前端是閉合的，所以精子無法往前進，也就不用擔心懷孕的問題了。

Q **在問診表中有一欄是要填寫墮胎的次數，對我而言是舊傷，不想讓人家知道……。**

A 在治療婦科疾病時，尤其像子宮肌瘤這些必須動手術的疾病，主治醫師一定要知道妳過去到現在的既往症。

若要使手術成功，就要將子宮、子宮周邊的黏連狀態及其原因、先前手術的瘢痕等全都納入考慮，來加以檢討手術的方式以及處置法。

例如，如果是肌瘤很小的情況，而想要採用陰道式的手術法，則必須先考慮到，曾經剖腹的人不能採用這種方法。此外，未婚的人和沒有懷孕過的人，也必須要採用剖腹式的手術法。

如果患者不能提供正確的情報，醫療成員就沒有辦法進行最適合的手術法，結果只會使患者自己蒙受損失。

醫師當然會嚴守秘密，所以一定要信賴主治醫師，老實的告訴他。

Q 如果不進行內診，到婦科去會覺得很輕鬆。難道就不能只用機械檢查腹部的情況嗎？

A 子宮肌瘤必須經由內診才能做出正確的診斷，因為經由內診觸摸到硬的腫瘤，就可以推測是肌瘤，同時也可以了解子宮的活動等，還可以與子宮內膜症區別。對我而言，超音波、CT電腦斷層掃描等機器，只不過是進行確實診斷的輔助診斷法而已。

利用超音波檢查腹部，必須要使膀胱積存尿液才能進行，這對患者而言非常的痛苦。此外，經陰道的方法（參考八十九頁）要將器具插入陰道內，所以還是要上內診台。

對婦科醫師而言，內診就好像是內科醫師使用聽診器、整形外科醫師拍攝X光片一樣。如果患者能這麼想，心情就能輕鬆不少。

Q **聽說現在的手術縫合不使用線，而是使用大型釘書機似的器具來釘，這是真的嗎？**

A 最近為了使傷口疤痕不明顯，很多醫院對於皮膚表面的縫合會使用釘書機或者是美容膠帶。方法如下：①用線縫合的方法，②用釘書機或美容膠帶固定的方法，③兩者混合的方法這三種。依傷口的大小、下腹部脂肪的多寡，以及手術是縱切開還是橫切開等等，來決定最適合的方法。

就橫切開的情形來說，要先將皮膚靠攏，再使用釘書機或美容膠帶的方法比較好，而且不會脫落。如果是縱切開，光靠這種方法會脫落，因此要用線縫合，或者是縫三針，然後再用釘書機釘。

現在用線縫合的技術，可以只縫合裡面的脂肪，外面不會有任何的接縫出現，所以傷口疤痕就不會很明顯。

Q 拆線之後，傷口會不會裂開呢？

A 如果沒有施以強烈的撞擊，就不會裂開。比較例外的，就是傷口因為細菌感染而化膿，或者是形成血瘤。當癒合不全時，傷口可能會裂開。這時要調查造成原因的細菌，服用有效的抗生素，治好感染症，再重新進行縫合。不過，現在手術後一定會投與抗生素，所以，應該不會產生這種事態……。

Q 拆線之後的傷口會疼痛發癢，是不是縫合有問題呢？

A 腹膜、腹肌、筋膜等內部的縫合，要使用能夠溶化的線。然而，偶爾這些線和身體不合時，這個部分就會變硬（稱為硬結），所以在手術後一個月內會感覺疼痛。不過因為線會溶化，所以疼痛自然也就消除了。

如果是以線為中心而出現化膿現象時，會發生紅腫以及產生膿疼痛。但是，先前已經敘述過了，手術後一定會服用抗生素，所以應該不會產生這些問題。除非手術時間特別長，或者是患者的抵抗力比較弱，或有糖尿病等併發症出現，偶爾才會出現這些現象。

發癢則是因為在使用紗布保護傷口時所黏貼的膠帶所造成的。雖然有的人在痊癒的過程中也會發癢，但由於是比較輕鬆的症狀，所以並不需要藥物。

Q 手術後最需要注意的事項是什麼？

A 負責管理的醫師所必須注意的事項有以下四點：

①手術後是否排氣。

②是否順暢排尿，有沒有摻雜血尿等。

③手術的部分有沒有出血。

④是否出現感染症等。

Q 聽說手術剛過後非常的痛，如果無法忍受時，可不可以立刻要求止痛藥呢？

A 在手術剛過後當麻醉消退時，會感覺相當的疼痛。疼痛會持續二十四小時，這時可以告訴醫師或護士，要求注射止痛針。

Q 手術後是否愈早活動身體愈好呢？

A 在我這兒也會實踐早期離床，而且，過度靜養會導致手術後血流障礙，結果使下肢容易形成血栓。

手術後二十四小時必須插入停留式導尿管（導管插入尿道內，使膀胱內的尿不斷的導出體外），所以必須要靜躺。停留式導尿管是為了檢查手術後是否能夠順利排出一定量的尿，或者是否會產生血尿等，而必須使用的裝置。

排氣之後，可以坐在床上，或者是在病床周圍走動。手術後第四天可以自己一個人上廁所，第七天拆線，第九～十天出院，所以可以早期離床。

Q 最近非常擔心MRSA的問題，如果是子宮肌瘤，是否需要擔心呢？

A 首先來說明一下ＭＲＳＡ。ＭＲＳＡ是指二甲氧苯青黴素耐性黃色葡萄球菌，即指對於合成盤尼西林二甲氧苯青黴素產生耐性的黃色葡萄球菌。所謂耐性，就是指藥物持續使用一段期間之後，其效果逐漸變差，如果要得到與最初相同的效果，就必須要增量使用，而這也表示生物體對這些藥物獲得了耐性。

ＭＲＳＡ的感染力本身比普通的葡萄球菌更差，只要身體健康，就算是帶菌者也不會發病。但是，如果是高齡者、動過外科手術後的人、慢性消耗性疾病的人，以及因為投與抗癌劑、副腎皮質類固醇、免疫抑制劑等而導致免疫力減退的人，就會發病，而且大多在院內感染並擴散，其致死率很高，是嚴重的問題。

由於子宮肌瘤在短時間內就會出院，而且迅速復原，所以不用擔心這個問題。所幸目前並沒有因為子宮肌瘤而造成ＭＲＳＡ的受害者。

Q **什麼時候可以探病呢？**

A 本人覺得痛苦的時間是整整二天，要等到排氣、拔掉導尿管之後，應該就沒問題了。如果是良性腫瘤，當然心情會變得很開朗，很有元氣，而且和其他的患者在一起也能夠很愉快的聊天。

Q 聽說一～二個月就能恢復到普通的正常生活，但是將近一年還是體調不好，因此情緒低落，希望能夠早點復原……。

A 如果內診時無異常，卻不能夠恢復原先的生活，可能原因出在精神的喪失感。尤其是子宮和卵巢一併摘除的患者，特別容易出現這種症狀。

雖然是自己同意接受手術，但是一旦產生不良的現象時，全都會歸咎於手術。因為太過於神經質，還不到五十歲就開始放棄自己，所以要重新站起來可能要花一段時間。

這些人要自己經常主動接受檢診，並聽從醫師的話，請醫師開一些適合更年期症狀的漢方藥等，觀察情形。

我很想鼓勵妳說：「身體已經痊癒了，妳一定要讓心情開朗起來。」但是如果心情還是無法開朗，妳可以採用到東京女子醫大更年期門診來進行治療的方針。

索引

·粗黑數字代表解說頁數
（以筆劃順序編排）

大展出版社有限公司
品冠文化出版社

圖書目錄

地址：台北市北投區(石牌)
致遠一路二段 12 巷 1 號
郵撥：01669551＜大展＞
19346241＜品冠＞
電話：(02) 28236031
28236033
28233123
傳真：(02) 28272069

·熱門新知·品冠編號 67

1.	圖解基因與 DNA		中原英臣主編	230 元
2.	圖解人體的神奇	（精）	米山公啟主編	230 元
3.	圖解腦與心的構造	（精）	永田和哉主編	230 元
4.	圖解科學的神奇	（精）	鳥海光弘主編	230 元
5.	圖解數學的神奇	（精）	柳 谷 晃著	250 元
6.	圖解基因操作	（精）	海老原充主編	230 元
7.	圖解後基因組	（精）	才園哲人著	230 元
8.	圖解再生醫療的構造與未來		才園哲人著	230 元
9.	圖解保護身體的免疫構造		才園哲人著	230 元
10.	90 分鐘了解尖端技術的結構		志村幸雄著	280 元
11.	人體解剖學歌訣		張元生主編	200 元
12.	醫院臨床中西用藥		杜光主編	550 元
13.	現代醫師實用手冊		周有利主編	400 元
14.	骨科手術進路歌訣		張元生主編	220 元

·智力運動·品冠編號 691

1.	怎樣下國際跳棋	楊永編著	220 元
2.	國際跳棋攻殺練習	楊永編著	250 元
3.	圍棋知識	程曉流編著	180 元

·圍棋輕鬆學·品冠編號 68

1.	圍棋六日通	李曉佳編著	160 元
3.	定石的運用	吳玉林等編著	280 元
4.	死活的要點	吳玉林等編著	250 元
5.	中盤的妙手	吳玉林等編著	300 元
6.	收官的技巧	吳玉林等編著	250 元
7.	中國名手名局賞析	沙舟編著	300 元
8.	日韓名手名局賞析	沙舟編著	330 元
9.	圍棋石室藏機	劉乾勝等著	250 元
10.	圍棋不傳之道	劉乾勝等著	250 元
11.	圍棋出藍秘譜	劉乾勝等著	250 元

12. 圍棋敲山震虎	劉乾勝等著	280 元
13. 圍棋送佛歸殿	劉乾勝等著	280 元
14. 無師自通學圍棋	劉駱生著	280 元
15. 圍棋手筋入門	馬自正編著	250 元

・象棋輕鬆學・品冠編號 69

1. 象棋開局精要	方長勤審校	280 元
2. 象棋中局薈萃	言穆江著	280 元
3. 象棋殘局精粹	黃大昌著	280 元
4. 象棋精巧短局	石鏞、石煉編著	280 元
5. 象棋基本殺法	朱寶位編著	230 元
6. 象棋實戰短局制勝殺勢	傅寶勝主編	450 元
7. 象棋實戰技法	傅寶勝編著	500 元

・鑑賞系列・品冠編號 70

1. 雅石鑑賞與收藏	沈泓著	680 元
2. 印石鑑賞與收藏	沈泓著	680 元
3. 玉石鑑賞與收藏	沈泓著	680 元
4. 瓷器鑑賞與收藏	沈泓著	800 元
5. 古典傢具鑑賞與收藏	沈泓著	680 元

・休閒生活・品冠編號 71

1. 家庭養蘭年年開	殷華林編著	300 元

・女醫師系列・品冠編號 62

1. 子宮內膜症	國府田清子著	200 元
2. 子宮肌瘤	黑島淳子著	200 元
3. 上班女性的壓力症候群	池下育子著	200 元
4. 漏尿、尿失禁	中田真木著	200 元
5. 高齡生產	大鷹美子著	200 元
6. 子宮癌	上坊敏子著	200 元
7. 避孕	早乙女智子著	200 元
8. 不孕症	中村春根著	200 元
9. 生理痛與生理不順	堀口雅子著	200 元
10. 更年期	野末悅子著	200 元

・傳統民俗療法・品冠編號 63

1. 神奇刀療法	潘文雄著	200 元
2. 神奇拍打療法	安在峰著	200 元

3.	神奇拔罐療法	安在峰著	200 元
4.	神奇艾灸療法	安在峰著	200 元
5.	神奇貼敷療法	安在峰著	200 元
6.	神奇薰洗療法	安在峰著	200 元
7.	神奇耳穴療法	安在峰著	200 元
8.	神奇指針療法	安在峰著	200 元
9.	神奇藥酒療法	安在峰著	200 元
10.	神奇藥茶療法	安在峰著	200 元
11.	神奇推拿療法	張貴荷著	200 元
12.	神奇止痛療法	漆 浩 著	200 元
13.	神奇天然藥食物療法	李琳編著	200 元
14.	神奇新穴療法	吳德華編著	200 元
15.	神奇小針刀療法	韋丹主編	200 元
16.	神奇刮痧療法	童佼寅主編	200 元
17.	神奇氣功療法	陳坤編著	200 元

・常見病藥膳調養叢書・品冠編號 631

1.	脂肪肝四季飲食	蕭守貴著	200 元
2.	高血壓四季飲食	秦玖剛著	200 元
3.	慢性腎炎四季飲食	魏從強著	200 元
4.	高脂血症四季飲食	薛輝著	200 元
5.	慢性胃炎四季飲食	馬秉祥著	200 元
6.	糖尿病四季飲食	王耀獻著	200 元
7.	癌症四季飲食	李忠著	200 元
8.	痛風四季飲食	魯焰主編	200 元
9.	肝炎四季飲食	王虹等著	200 元
10.	肥胖症四季飲食	李偉等著	200 元
11.	膽囊炎、膽石症四季飲食	謝春娥著	200 元

・彩色圖解保健・品冠編號 64

1.	瘦身	主婦之友社	300 元
2.	腰痛	主婦之友社	300 元
3.	肩膀痠痛	主婦之友社	300 元
4.	腰、膝、腳的疼痛	主婦之友社	300 元
5.	壓力、精神疲勞	主婦之友社	300 元
6.	眼睛疲勞、視力減退	主婦之友社	300 元

・壽世養生・品冠編號 640

1.	催眠與催眠療法	余萍客	350 元
2.	實驗長命法	胡嘉英等著	200 元

・休閒保健叢書・品冠編號 641

1.	瘦身保健按摩術	聞慶漢主編	200 元
2.	顏面美容保健按摩術	聞慶漢主編	200 元
3.	足部保健按摩術	聞慶漢主編	200 元
4.	養生保健按摩術	聞慶漢主編	280 元
5.	頭部穴道保健術	柯富陽主編	180 元
6.	健身醫療運動處方	鄭寶田主編	230 元
7.	實用美容美體點穴術＋VCD	李芬莉主編	350 元
8.	中外保健按摩技法全集＋VCD	任全主編	550 元
9.	中醫三補養生	劉健主編	300 元
10.	運動創傷康復診療	任玉衡主編	550 元
11.	養生抗衰老指南	馬永興主編	350 元
12.	創傷骨折救護與康復	鍾杏梅主編	220 元
13.	百病全息按摩療法＋VCD	王富春主編	500 元
14.	拔罐排毒一身輕＋VCD	許麗編著	330 元
15.	圖解針灸美容＋VCD	王富春主編	350 元
16.	圖解針灸減肥＋VCD	王富春主編	350 元
17.	圖解推拿防治百病(附 VCD)	呂明主編	350 元
18.	辨舌診病速成	周幸來主編	330 元
19.	望甲診病速成	周幸來主編	300 元
20.	現代女性養生	劉青主編	250 元

・名醫與您・品冠編號 650

1.	高血壓、高血脂	項志敏編著	220 元
2.	糖尿病	杭建梅	220 元
3.	心臟病	于全俊編著	220 元
4.	腎臟病	趙硯池編著	220 元
5.	肝病	金瑞編著	220 元

・健康新視野・品冠編號 651

1.	怎樣讓孩子遠離意外傷害	高溥超等主編	230 元
2.	使孩子聰明的鹼性食品	高溥超等主編	230 元
3.	食物中的降糖藥	高溥超等主編	230 元
4.	開車族健康要訣	高溥超等主編	230 元
5.	國外流行瘦身法	高溥超等主編	230 元

・生　活　廣　場・品冠編號 61

1.	366 天誕生星	李芳黛譯	280 元
2.	366 天誕生花與誕生石	李芳黛譯	280 元
3.	科學命相	淺野八郎著	220 元

16. 魔人銅鑼 （精） 江戶川亂步著 特價 230 元
17. 魔法人偶 （精） 江戶川亂步著 特價 230 元
18. 奇面城的秘密 （精） 江戶川亂步著 特價 230 元
19. 夜光人 （精） 江戶川亂步著 特價 230 元
20. 塔上的魔術師 （精） 江戶川亂步著 特價 230 元
21. 鐵人Q （精） 江戶川亂步著 特價 230 元
22. 假面恐怖王 （精） 江戶川亂步著 特價 230 元
23. 電人M （精） 江戶川亂步著 特價 230 元
24. 二十面相的詛咒 （精） 江戶川亂步著 特價 230 元
25. 飛天二十面相 （精） 江戶川亂步著 特價 230 元
26. 黃金怪獸 （精） 江戶川亂步著 特價 230 元

・名人選輯・品冠編號 671

1. 佛洛伊德 傅陽主編 200 元
2. 莎士比亞 傅陽主編 200 元
3. 蘇格拉底 傅陽主編 200 元
4. 盧梭 傅陽主編 200 元
5. 歌德 傅陽主編 200 元
6. 培根 傅陽主編 200 元
7. 但丁 傅陽主編 200 元
8. 西蒙波娃 傅陽主編 200 元

・武學釋典・大展編號 A1

1. 顧留馨太極拳研究 顧留馨著 380 元
2. 太極密碼 中國太極拳百題解 余功保著 200 元
3. 太極拳今論 薛蔚昌著 200 元
4. 意拳正軌 劉正編纂 330 元
5. 二十四式太極拳技擊含義闡釋 王鋒朝著 200 元
6. 汪永泉授楊式太極拳語錄及拳照 劉金印整理 200 元

・武術特輯・大展編號 10

1. 陳式太極拳入門 馮志強編著 180 元
2. 武式太極拳 郝少如編著 200 元
3. 中國跆拳道實戰 100 例 岳維傳著 220 元
4. 教門長拳 蕭京凌編著 150 元
5. 跆拳道 蕭京凌編譯 180 元
6. 正傳合氣道 程曉鈴譯 200 元
7. 實用雙節棍 吳志勇編著 200 元
8. 格鬥空手道 鄭旭旭編著 200 元
9. 實用跆拳道 陳國榮編著 200 元
10. 武術初學指南 李文英、解守德編著 250 元

11.	泰國拳	陳國榮著	180 元
12.	中國式摔跤	黃　斌編著	180 元
13.	太極劍入門	李德印編著	180 元
14.	太極拳運動	運動司編	250 元
15.	太極拳譜	清・王宗岳等著	280 元
16.	散手初學	冷　峰編著	200 元
17.	南拳	朱瑞琪編著	180 元
18.	吳式太極劍	王培生著	200 元
19.	太極拳健身與技擊	王培生著	250 元
20.	秘傳武當八卦掌	狄兆龍著	250 元
21.	太極拳論譚	沈　壽著	250 元
22.	陳式太極拳技擊法	馬　虹著	250 元
23.	二十四式/三十二式太極拳/劍	闞桂香著	180 元
24.	楊式秘傳 129 式太極長拳	張楚全著	280 元
25.	楊式太極拳架詳解	林炳堯著	280 元
26.	華佗五禽劍	劉時榮著	180 元
27.	太極拳基礎講座:基本功與簡化 24 式	李德印著	250 元
28.	武式太極拳精華	薛乃印著	200 元
29.	陳式太極拳拳理闡微	馬　虹著	350 元
30.	陳式太極拳體用全書	馬　虹著	400 元
31.	張三豐太極拳	陳占奎著	200 元
32.	中國太極推手	張　山主編	300 元
33.	48 式太極拳入門	門惠豐編著	220 元
34.	太極拳奇人奇功	嚴翰秀編著	250 元
35.	心意門秘籍	李新民編著	220 元
36.	三才門乾坤戊己功	王培生編著	220 元
37.	武式太極劍精華＋VCD	薛乃印編著	350 元
38.	楊式太極拳(85 式)	傅鐘文演述	200 元
39.	陳式太極拳、劍 36 式	闞桂香編著	250 元
40.	正宗武式太極拳	薛乃印著	220 元
41.	杜元化<太極拳正宗>考析	王海洲等著	300 元
42.	<珍貴版>陳式太極拳	沈家楨著	280 元
43.	24 式太極拳＋VCD	中國國家體育總局著	350 元
44.	太極推手絕技	安在峰編著	250 元
45.	孫祿堂武學錄	孫祿堂著	300 元
46.	<珍貴本>陳式太極拳精選	馮志強著	280 元
47.	武當趙堡太極拳小架	鄭悟清傳授	250 元
48.	太極拳習練知識問答	邱丕相主編	220 元
49.	八法拳 八法槍	武世俊著	220 元
50.	地趟拳＋VCD	張憲政著	350 元
51.	四十八式太極拳＋DVD	楊　靜演示	400 元
52.	三十二式太極劍＋VCD	楊　靜演示	300 元
53.	隨曲就伸 中國太極拳名家對話錄	余功保著	300 元
54.	陳式太極拳五功八法十三勢	闞桂香著	200 元

國家圖書館出版品預行編目資料

子宮肌瘤／黑島淳子　著；陳維湘　譯
－初版－臺北市，品冠，1999（民88）
面；21 公分－（女醫師系列；2）
ISBN 978-957-557-971-5（平裝）
1. 子宮　　2. 疾病
417.22　　88015031

子宮肌瘤

著　　者／黑島淳子
譯　　者／陳 維 湘
發 行 人／蔡 孟 甫
出 版 者／品冠文化出版社
社　　址／台北市北投區（石牌）致遠一路 2 段 12 巷 1 號
電　　話／(02) 28236031・28236033・28233123
傳　　真／(02) 28272069
郵政劃撥／19346241
網　　址／www.dah-jaan.com.tw
E-mail／service@dah-jaan.com.tw
登 記 證／北市建一字第 227242
承 印 者／傳興印刷有限公司
裝　　訂／建鑫裝訂有限公司
排 版 者／千兵企業有限公司
初版1刷／1999 年（民 88 年）12 月
初版4刷／2012 年（民 101 年）4月　　定　價／200 元

大展好書　好書大展
品嘗好書　冠群可期

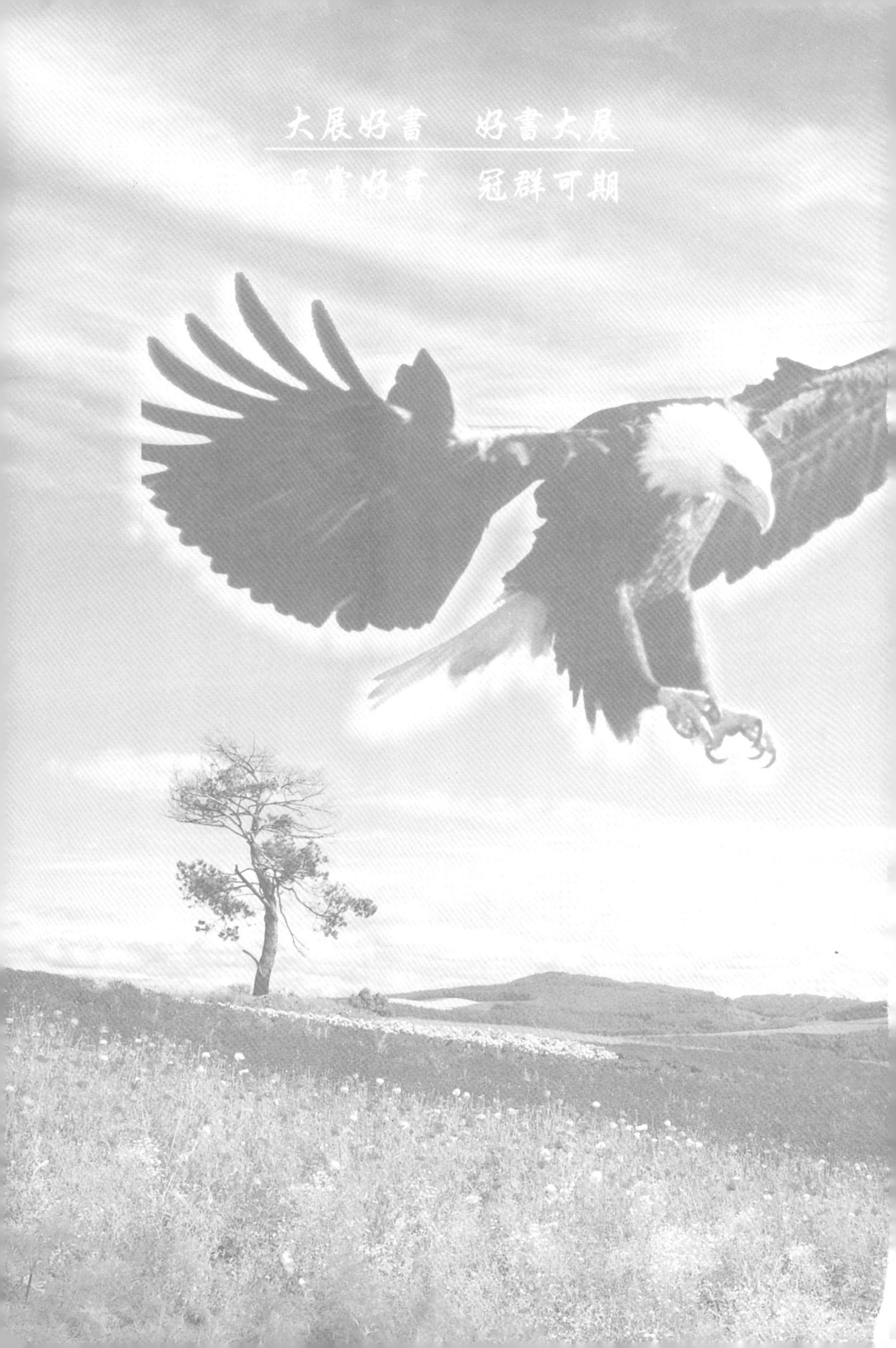
大展好書　好書大展
品嘗好書　冠群可期